著●谷川正浩
一宮禎美
(NTT東日本伊豆病院)

リハと看護の協働

22のコツ

三輪書店

執筆者紹介

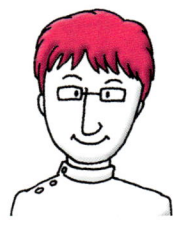

谷川正浩
NTT 東日本伊豆病院，作業療法士

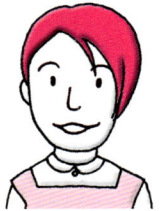

一宮禎美
NTT 東日本伊豆病院，看護師

はじめに
リハビリテーションの現場で働く皆様へ

　回復期リハビリテーション病棟の制度が始まって10年あまりが経過しました。発症後早期に集中的なリハビリテーション（以下，リハ）を行うために，回復期リハ病棟に携わる私たちは急性期からなるべく早期に回復期リハ病棟に移っていただき，多職種協働による質の高いリハを提供するための基盤を整えてきました。短期間のうちに病棟のマンパワーも整えられ，患者さんに提供するリハ単位も増えて，365日リハも実現しました。量的な整備は進み，協働のためのシステムも整いつつあります。しかし量的な成果を出すことに力を注ぐ一方で，患者さん一人ひとりに対して，「その人らしさの回復」へのこだわりが少なくなってしまったのではないかと感じることもあります。また，「多職種協働」「チームアプローチ」のシステムが整えられたことに安心してしまい，その質を高めることについては，まだまだ課題が多いのではないかと思います。急速に増えたスタッフを教育する難しさや，多職種の中でそれぞれの専門性をどのように発揮したらよいのかわからないという声も耳にします。

　「どのように協働していくのか？」「その人らしさの回復を目標とした支援は，具体的にどうしたらよいのか？」という問いかけに対して，"その悩みの解決につなげられたら…"という思いで，『地域リハビリテーション』（三輪書店）の2008年4号〜2009年3号まで，1年間「NSとOTの協働日記──いま，私たちが伝えたいこと」を連載させていただきました。連載中は日頃行っていることを言語化することの難しさを痛感すると同時に，自分の行動を振り返り反省する機会になりました。日々の疑問をそのままにせずに，言葉で残すことの大切さやマニュアルには載っていない経験知を語る役割があることをあらた

めて感じました．また，連載をきっかけに多職種協働をテーマとする研修会に谷川正浩さんと2人で講師を務める機会もいただき，"リハと看護の壁"や，"リハで行ったことが看護師に伝わらない"，看護師からは"リハが生活を見ていない"など同じ悩みを抱えて頑張っていらっしゃる方々から，たくさんのパワーとヒントをいただきました．

　書籍化するにあたり，当初は連載の12本を修正し数本のシーンを書き足す予定でしたが，それでは内容が不十分に思えて，最終的に連載記事の7本を加筆修正したものに，新たに15のシーンを書き下ろしました．第1章は特にADL場面で気になったことや協働でうまくいったことを，第2章は協働を中心としたシステムの場面を通してお伝えしたかったことを紹介しています．事例のポイントや解説は，あくまでも私たちの感じたことや経験からまとめたものです．

　回復期リハ病棟がスタートして10年目という節目の年までに書籍としてまとめられると思っていましたが，実際に作業を始めてみるとなかなかはかどらず，『地域リハビリテーション』誌での連載を終えてから早くも3年が過ぎようとしています．3年前に悩んでいたことが，まだ十分に解決されずに，さらに多くの問題を抱えている状況です．そんな中での二人の取り組みだということをご理解いただき，たくさんのご意見やご指摘をいただければ幸いです．

　　　2012年1月

一宮禎美

※倫理的配慮
　シーンで紹介させていただいた事例やエピソードは実際に病棟で起こった出来事を基にしています．患者さん個人が特定できる内容は記載せず名前は仮名としています．
※本文中では，看護師はNS，理学療法士はPT，作業療法士はOT，言語聴覚士はST，ソーシャルワーカーはMSWと略語を使用させていただいています．

CONTENTS

はじめに──iii

第1章 ADLとQOLを支援するための協働

- **scene 1** 回復期リハ病棟は入院初日が大切です………………………… 2
- **scene 2** 食事への支援は，入院初日からしっかりと………………… 8
- **scene 3** 患者さんの身だしなみは，病棟を映す鏡です……………… 14
- **scene 4** 動いてもらうためには，こころをつかむことが大切です………………………………… 19
- **scene 5** 場を共有してリハをケアにつなげる—トイレ二人介助から一人介助へ……………………… 26
- **scene 6** 役割分担は職種にこだわらず行います—失便が改善した事例…………………………… 31
- **scene 7** 起居動作の誘導がうまくなるために必要なこと…………… 37
- **scene 8** 患者さんの元気を奪う！？　リハ病棟………………………… 44
- **scene 9** 「娘のコンサートに歩いて行きたい」をかなえたきっかけ………………………………… 52
- **scene 10** 病棟という環境を利用した調理活動………………………… 57
- **scene 11** "プラトー"は私の頭の中にある—携帯電話が使えるようになったことで，一人暮らしができた坂本さん……… 64
- **scene 12** 病棟内での「集団」を利用したかかわり…………………… 70
- **scene 13** 患者さんが転倒したときの対応と，その後の転倒対策………………………………… 77
- **scene 14** 「どうしても一度家に帰りたい」—外泊の希望をかなえるために…………………………… 85

第2章 協働のためのシステム

NTT東日本伊豆病院回復期リハビリテーション病棟の紹介……………… 94
- **scene 15** カンファレンスと朝のミーティングによる情報共有……… 96
- **scene 16** 「入院時合同評価」での協働について…………………… 103
- **scene 17** 面談……………………………………………………… 108
- **scene 18** 住環境整備支援のための「家庭訪問」で必要なこと……… 115
- **scene 19** 退院調整……………………………………………… 124
- **scene 20** 回復期リハ病棟でのリハスタッフの役割………………… 131
- **scene 21** 回復期リハ病棟での看護の役割…………………………… 140
- **scene 22** 365日リハの実施に伴う複数担当制の利点について……… 149

Column
回復期リハ病棟時間──13
わかりにくいものとの付き合い方──25
悩みつづける専門家──36
事例報告会──51
掃除の神様──63
一泊二日の入院経験──84
メールの功罪──102
外来リハより──114
calling──139
現場力について──148

おわりに──157

第1章

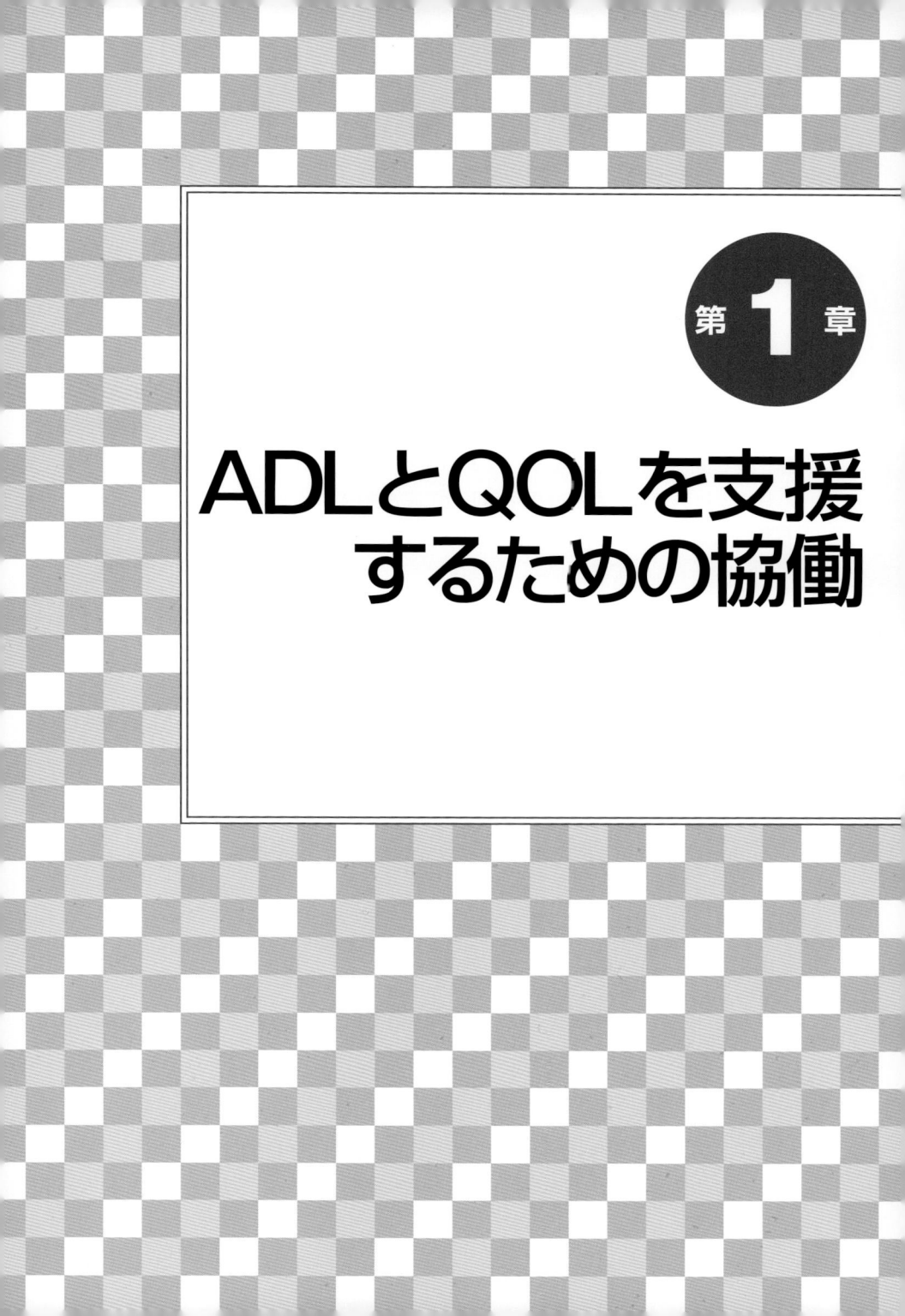

ADLとQOLを支援するための協働

scene 1　回復期リハ病棟は入院初日が大切です

　入院初日，初めて訪れる病院に転院するときの患者・家族の不安や緊張感は，とても大きいものだと思います。特に重度の障がいを受けて回復期リハ病棟に入院されてくる患者さんは，急性期では生命維持のための治療が優先され（「生物としてのヒト」優先），「生活者としての人」として十分なケアを受けていない方も少なくありません。そんな患者さんを回復期リハ病棟では入院初日から「生活者」として受け入れて，リハに向かう気持ちを支えることが大切です。

事例紹介

内山さん（仮名）。70歳代・男性。診断名：左視床出血・右片麻痺。現症：右片麻痺は重度で随意的な動きは上下肢共にほとんどなく，知覚も表在・深部覚共に重度鈍麻であった。急性期の病院では，ほとんどベッド上の生活で，寝返りは一部介助，起き上がりは全介助。発症から22日目に当院回復期リハ病棟へ入院となった。

- 生活者としての基本を整えるために，私たちが見なければならないことは？
- 入院初日の緊張をほぐすための看護に必要なことは？

scene　病室での初めての対面から入浴まで

　内山さんの担当NSは経験2年目の若手であった。午前中ずっと会議だった私（NS一宮）は午後から病棟に戻り，その日入院され

scene 1 回復期リハ病棟は入院初日が大切です

た内山さんの病室を訪ねた。挨拶しようとすると，内山さんは麻痺側を下にして縮こまるように寝ていた。声をかけると顔だけこちらに向けてくれたが，表情は硬く，すぐに目を閉じる。髭は電気シェーバーでは剃れないほど伸び，なんとも言えない臭いが全身から漂う。便臭もしたので，オムツの中を見せてもらおうと声をかけ身体に触れると，さらに身体を縮められた。背中を少しさすりながら「オムツを見せてください」とお願いする。自分から上を向いてくれたので，声かけをしながらズボンを下ろしてオムツの中を確認すると，陰部やお尻が赤くただれていた。"これは大変！便も出かかっている"と思い，「お尻が痛かったでしょう？ つらかったですね。すぐにきれいにします」と伝えると，小さくうなずいてくれた。

"こんなに溜まるの？"というくらい，直腸の中は便でいっぱいになっていた。摘便の最中に「やめろ！もういい‼」と内山さんはつらそうに声を出されたが，「今はつらいけれど，必ず楽になります。なるべく早く終わらせますから」とお伝えしながら，汗だくで格闘した。処置が終わり，お尻をきれいに洗い，衣服を整えようとするとお腹のあたりに赤いものを発見。シャツをめくると右手が当たる部分にカビのような湿疹がある。家族に聞くと，いつも「かゆい」と言っていたとのこと。「お風呂に入りませんか？」と誘うとうなずいてくれたので，そのままお風呂に直行した。

それまで，「もういいよ！」としか言わなかった内山さんは，湯船につかると「あ～，いいお湯だぁ。ありがとう」と初めて笑顔を見せてくれた。髭も剃って，手と足の垢をこすりながら，いろいろなお話を聴くことができた。

シーンをとおして伝えたかったこと

① 声にならない患者さんの訴えを見逃さない

入院当日は検査も多く，看護診断を抽出するための情報を収集し

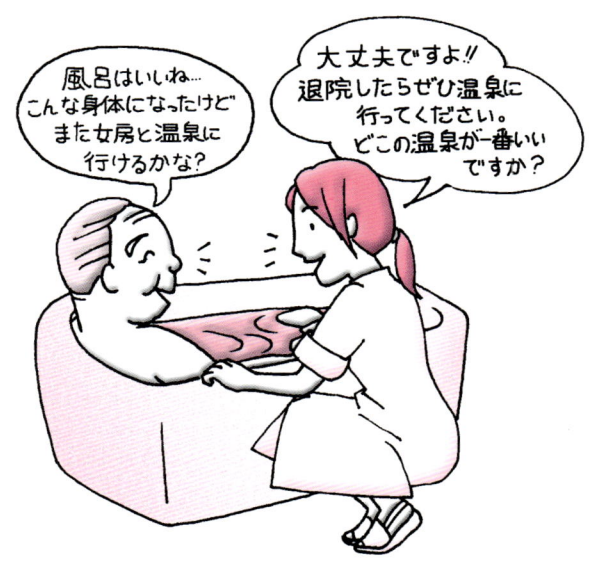

なければならないため、担当NSは予定をこなすことで精一杯になっていたようです。入院された患者さんに対しては、つらいことや困っていることなどの主訴を聞くように指導していますが、すべての患者さんが自分の状況を上手に表現できるわけではありません。内山さんの場合も、本人からのつらさの訴えはありませんでしたが、寝ている様子や声をかけたときの表情の硬さ、身体に触れるとさらに緊張を強めたことなどから、"何をされるかわからない"という不安や緊張感が伝わってきました。だからオムツを見るときも、バタバタと見るのではなく、内山さんが「準備ができた」というサインを出してくれるのを背中をさすりながら待ちました。患者さんの意思表示を少し待つだけで"何をされるかわからない"という緊張感はやわらぎ、次のケアにつなげられるのだと思います。

また、入院時の評価が医療者側からの一方的な評価にならないように注意する必要があります。その方を理解するためには、病気になる前にどのような生活をしていたのか、何を大切にしてきたの

か，さらに病気になってからどのような過程をたどってきたのかなど，生活者として統合的にとらえることから始めます。入院当日にすべてを把握することは難しいことですから，まずは患者さんがしてほしいことにしっかり気づいて，失っている自尊心を少しずつ回復できるようなケアが大切だと思います。

② 入院当日に入浴し，ほっとしていただく

　入院当日の入浴も患者さんの心を開く鍵です。"日本人ならお湯につかることが幸せ"ですから，発症後に浴槽につかることなんて考えられなかった患者さんが，お湯につかった瞬間に"ほっ"と和むことができるように心がけています。冈山さんも，"寝ていても楽ではないだろう"というくらいに全身が緊張していたことと，陰部も赤くただれている状況でしたから，ともかく気持ち良くなっていただこうと思いました。湯船につかって，ほっとすると患者さんはいろいろなことを話してくれます。私は手や足の垢を指でこすりながらの情報収集を大切にしています。お風呂に入って髭を剃り，髪を整えパジャマから日常着へ着替えると患者さんは別人のようになり，その人らしさが見えてきます。

◎ まとめ

　入院時には，オリエンテーションや情報収集，検査などやらなければいけないことがぎっしり詰まっています。でもこれは，私たち医療者が必要と考えている情報や検査であり，患者さんがしてほしいこととは異なります。身体が動かない，言葉が出ないなどという状況で転院するストレスや新しい環境への不安など，入院日の患者さんは心も体も緊張してガチガチになっています。そのため，患者さんの言葉にできないつらさを感じとり，患者さんが自分らしさを取り戻すためのケアを優先的に行うことが大切です。例えば，清潔については入院時すぐに介入しやすい部分です。口の中や髪の毛や皮膚，爪などの汚れ具合は見ればわかります。昼食前に，髪を整

え，顔を拭き，髭を剃り，手を石鹸で洗い，パジャマを日常着に着替えてから食堂に案内することはできます。これだけでも患者さんの表情や反応はおだやかに和みます。さらに，お風呂に入り，湯船につかることができるともっと患者さんの表情はやわらぎ，笑顔になったり，反応がよくなることを経験します。入院して初めてのお風呂は，入浴動作を評価するというより，気持ち良くなってもらう，湯船につかってほっとしてもらうことを目的に，いかに怖くなく，痛くなく浴槽に入るかが大切です。そのために一人で介助するのが難しそうな患者さんの場合は，担当のPTやOTに相談をして手伝ってもらうこともあります。

　たった数時間のうちに，私たちのケアが病人から生活者へと変化させるためのきっかけづくりをしているということを，それぞれのスタッフが意識してかかわることが大切だと思います。

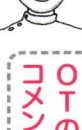

OTのコメント

　このシーンでは，「一宮が病室で初めてお会いした事例」で紹介しましたが，入院初日の看護ということで考えると，「誰がどのように病院の入院受付までお迎えに行くか？」というところから，考えなければならないと思っています。その時点から，患者さんやご家族の気持ちが大きく左右されると感じているからです。最初の挨拶，病棟までご案内する際の言葉かけ，やさしい眼差しと，その奥にある観察眼。必要な案内を行いながら，会話の中でその方の病前の姿やご家族の関係をイメージしつつ，患者・家族に安心を与えることができる。そんな入院を受け持つNSの対応で，その後のリハのかかわりがスムースになることを経験します。

　僕も以前は，入院当日に"評価しなければならない"という思いで患者さんを見ていた気がします。入浴にかぎらず，例えば「手洗い」一つをとっても，洗面台に張られた心地良い温度のお湯，せっけんの香り，泡の感触，そしてやさしく洗ってくれるNSの手のや

わらかさ…。見ていても「患者さん，気持ちいいだろうな」と思えるような看護の動きから学び，今では"口の中は気持ち悪くないだろうか？""手は汚れていないだろうか？"…そんな視点でかかわり始めることができるようになりました。そして入院当日のケアがまだ十分に行われていない場合は，自らが丁寧にケアを行い，その中で患者さんとの関係性をつくりつつ，生活を支援することを心がけられるようになりました。このような視点でかかわることができるスタッフがいる病棟であれば，緊張した状態で病棟に入ってこられても，すれ違うスタッフの挨拶一つ，そこで交わされるスタッフ間の会話…そんなことの一つひとつが，患者さんやご家族の気持ちをやわらげることにつながるのではないでしょうか。入院初日から，病棟スタッフの協働が始まります。最初の出会いの印象や入院初日に受けた対応は，その後の患者さんの気持ちを大きく左右し，記憶に残ることだと感じています。入院初日から，安心していただける丁寧な対応を心がけたいと思います。

参考文献
1) 大田仁史：地域リハビリテーション原論 ver.3．医歯薬出版，pp2-6，2004

scene 2 食事への支援は，入院初日からしっかりと

　scene 1では，入院初日に排便や入浴のケアを行ったことで，大変ながらも回復期リハ病棟での安定した入院生活を始められた内山さんをご紹介しましたが，食事場面での対応が不十分でリハスタッフが反省させられたことがありました。このシーンでは，その食事へのかかわりの失敗と，そこから学んだことについて紹介させていただきます。

事例紹介

内山さん（仮名），70歳代・男性。診断名：左視床出血・右片麻痺。現症：右片麻痺は重度で，知覚も重度鈍麻。端座位保持は困難で，車いすに乗車してもすぐに右側に大きく傾いてしまう状況であった。急性期病院での食事はベッド上の介助によって行われており，回復期リハ病棟に入院して初めて座位で食事を行うこととなった。

Key Question
- 入院初日の食事で，支援しなければならないことは？
- 食事の姿勢を整えるために，セラピストがやらなければならないことは？

scene 入院日の夕食場面でわかった不十分な昼食時の対応

　私（NS 一宮）は，夕食前に内山さんの病室を再び訪れた。"車いす上ではすぐに身体が右側に大きく傾いてしまう内山さんが，どうやってお昼ご飯を食べたんだろう？"と疑問に思い，担当NS（経

scene 2　食事への支援は，入院初日からしっかりと

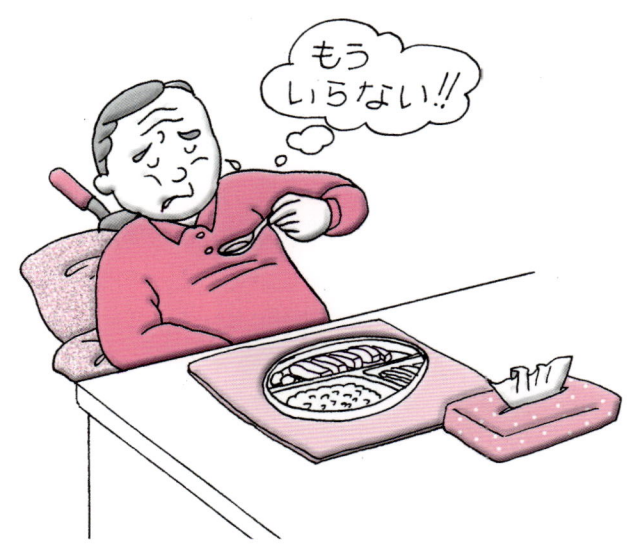

験2年目）に聞くと，「クッションで身体を支えて姿勢を整え，お皿は"仕切り皿"を使って食べていただきました。左手でスプーンを使っても，なかなかうまくすくえないし，口に取り込む前にこぼしてしまう。そして左手を動かすたびに身体は右へ傾いてしまいました。食べこぼしも多く，半分くらい食べると"もう，いらない"と言われたので終了しました」とのこと。車いすには確かに大きさが違うクッションが3つ乗っていたけれど，何をどこに入れたらいいかわからないまま車いすに移乗していただき，右に傾く身体をクッションで支えて食堂へお連れした。

　食堂でフットサポートから足を下ろし，もう一度姿勢を整えてみるが，身体の傾きをうまく修正することができなかった。そこで，昼食時に評価した担当OTにたずねると，「そうなんですよ。体幹の支持性が低くて，座っていられないんです。スプーンもうまく使えないし，とりあえず様子を見ながら検討していこうと思っていました」との答え。「じゃあ，それまでの食事はどうするの!!」と聞くと，「そうですね，看護師さん大変ですよね」と…。"大変なのはNS

じゃなくて患者さん"ということが，どうもわかっていないようでした。

そこで，通りかかったOTの谷川さんを呼び止めて，内山さんの状況を見てもらうと，「テーブルと車いすの距離は少し開きすぎていて，テーブルの高さも少し高い」「麻痺手は身体と車いすのアームサポートに挟まれてしまうし，座面も少し崩れているよ」とのこと。谷川さんは，クッションを抜いてしまって内山さんを座り直させた後，数分間重心を左側に置いておけるように誘導して姿勢を落ち着かせたうえで，内山さんに食事を始めていただいた。その結果，内山さんは多少の食べこぼしはあったものの，食事中に大きく姿勢が傾くこともなく，ほぼ全量近くの食事を摂ることができた。その後，谷川さんには食事の姿勢を整えるコツを夜勤の看護職員に申し送りしてもらった。

シーンをとおして伝えたかったこと

① 椅子（車いす）に座って食事をすると"おいしい"と思っていただける支援をする

「食事は三食，食堂で！」は，回復期リハ病棟の基本の一つですが，むやみに食堂で食べていただければいいというわけではありません。「食堂で食事をしましょう」と誘ったからには，責任を持って少しでも安楽に，気分よく食事ができる環境を整える必要があります。しかし，内山さんの昼食にかかわったスタッフは十分な対応ができていませんでした。内山さんは，この日が初めての車いす座位でのお食事でした。そのことを考えると，入院初日の昼食の時間にスタッフがもっと丁寧な対応をしておくべきであり，「自分で座って，自分でおいしく食事ができた」ということを自覚してもらえるような準備と対応が必要であったと思います。

② 誰が介助してもうまくいくような具体策を考えて伝える

重度の片麻痺者の座位（車いす座位）姿勢を整えることは，経験

が少ないスタッフにとって難しいことです。とりあえず，型どおりに足をフットサポートから下ろして，前方に滑り落ちているお尻を引き上げ，深く座り直してもらっても，すぐに姿勢は崩れてくる。横に傾くからといって，傾く側にクッションやタオルを差し込んだりして静的な座位を保つための対応だけを行っても，食事などの動きを伴うとすぐに姿勢は崩れてしまいます。

　OTが片麻痺者の食事に介入する際は，机や椅子（車いす），食器の位置などの外部環境の調整，外部環境に対して効率よく頭頸部-上肢-体幹を動かせる機能的座位の獲得，箸やスプーンなどの道具の操作，手と口の協調的な活動，嚥下機能の改善などを目指します。つまり，「食事動作」を一連の流れとしてとらえた支援が必要です。食事の準備場面では，このようなことを適切に評価しながら当面の解決方法を探り，食事前にできるだけ課題を解決しておくことが大切です。また，実際の食事場面では患者さんの反応を観察しながら，不快に感じられないように，必要に応じてタイミングよく介入する工夫が求められます。少なくとも，担当OTは昼食の段階でこのようなことを考え，姿勢の調整が難しいことであれば，周囲の先輩や他職種の協力を求めることが必要だったと思います。さらに，その介入方法でその日の夕食，翌日の朝食にかかわるスタッフが同じように対応できるための具体的な申し送りが必要でした。

まとめ

　『地域リハビリテーション』誌（2008年5月号，pp 448-451）でこの事例をご紹介したときには，このような問題がときどき起こっていました。しかし，その後「入院時合同評価」（第2章 scene 16）を導入したことで，入院初日の昼食に担当スタッフ全員が問題意識を持ってかかわるようになり，それぞれの専門性を生かした支援が定着しつつあります。そして，スタッフが食事に積極的にかかわって学んだ結果，食事場面で姿勢の崩れや自助具の不適応などをいち早くキャッチして，自分の担当以外の患者さんにもうまく対応でき

るようになってきたと思います。今後はさらに病棟のスタッフ全員が同じように意識して問題を感じ対応できる，自分で対応しきれないときは，そのことがわかるスタッフに発信し，その場で解決できるようにしていきたいと思います。

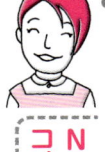

NSのコメント

　食事は人が生きていくために必要な生理的活動です。1日3回繰り返されるものですから「とりあえず様子を見ながら検討します」という対応は問題でした。栄養状態や嚥下の状態，姿勢の調整と道具の選択などを検討したうえで，回復期リハ病棟に入院していただいたからには，三度のご飯はおいしく食べていただきたいと思っています。そのためには，安全にゆっくり楽しく食べることができるように，チームみんなで入院初日に問題解決しておくべきことだと思いました。

　「食事」はなんとか自分で食べられればよいというものではありません。「もっと楽に食事ができる」「エプロンなしで食事ができる」ということから，「家族と食事ができる」「外食して好きなものを食べることができる」など，生活の質を高める視点をすべてのスタッフが備えたうえで，それぞれの専門性を生かした支援ができるようにしたいと思います。

参考文献
1) 廣田真由美：食事．山本伸一（編）：中枢神経系疾患に対する作業療法．三輪書店，pp128-134, 2009
2) 渡部昭博，他：食事における環境設定と福祉用具の活用．山本伸一（編）：中枢神経系疾患に対する作業療法．三輪書店，pp184-188, 2009

COLUMN
回復期リハ病棟時間

　この原稿は2011年の暮れに書いています。今年もあっという間の1年でした。歳を取るほどに1年を短く感じてしまうのは，身体的代謝の低下によって実際の時間（物理的時間）に対する心的時計の進み方が遅くなることと関係があるようです（一川　誠：大人の時間はなぜ短いのか，集英社，2008）。そのうえ，日本は忙しい社会です。電車の時刻表のように正確な時計に従った行動が求められ（時間の厳密化），東京-博多間は新幹線のぞみで5時間，飛行機なら片道2時間なので日帰りの仕事も可能で，情報はメールで瞬時に送受信できる環境を得ました（時間の高速化）。インターネットで注文すれば翌日には自宅に商品が届く。コンビニエンスストアに行けば365日24時間欲しいものが手に入り，昼夜関係なく経済活動ができます（時間の均質化）。時間を効率よく便利に使いこなせる恩恵を受けて，僕たちの生活は成り立っています。ただ，元気があって意欲が高いときにはこなせる作業も，疲れているときにはしんどくなります。

　僕は昨年の秋から今年にかけて，「適応障害」の診断で半年間休職しました。思い出すとその頃は，時計の時間に合わせて生活することがつらくてしかたがありませんでした。朝早くに起きても午前11時の精神科クリニックの診察予約に合わせて余裕を持って家を出ることができず，いつもギリギリになって自分にイライラしたり遅刻したり…。OTになって，そこそこの車で走り続けてきたのが，その頃は廃車寸前のオンボロ車になった気分でした。エンジンがかからない，燃費は悪い，アクセルを踏んでも加速しない，急ハンドルにできないので予測しない事態への対応は困難，頑張ろうとするとオーバーヒートしてエンジンから煙が出るような感覚でした。

　回復期リハ病棟の仕事も，「早期入院」「365日，1日9単位リハでADL向上」「早出・遅出のリハ」「入院期間の制限」などの課題やミーティング・カンファレンス・面談に会議…etc.「回復期リハ病棟時間」はとても忙しい。もちろんその中で成果を出すことが役割であると理解しています。ただ，その厳密化・高速化・均質化した時間の流れに心身ともに弱っている患者さんやご家族を，こちらのルールで巻き込んでしまうことには危うさを感じます。だからリハの現場にいるスタッフは忙しくても，患者さんやご家族の前ではそれを感じさせないようにふるまっているのだと思います。その方固有の時間の流れに応じた，あるいは本人が気づかないうちに時間の流れを正常化できるような丁寧なお付き合いを，僕たちは心がけなければならないのだと感じています。

scene 3 患者さんの身だしなみは，病棟を映す鏡です

　回復期リハ病棟に入院されている方の多くは，トレーニングウェアなどのリハが行いやすいカジュアルな服装をされているかと思います。毎日スーツで出勤していたビジネスマンも，お洒落な装いでお出かけするのが楽しみだった奥様も，病院ではいつの間にか患者としての服装に応じた行動をとるようになる気がします。ご高齢の女性でも，毎日しっかりお化粧をしてお洒落な服を着てからでないと部屋から出てこられない方もいらっしゃいますが…とても大切なことだと思います。このシーンでは，病棟の中での服装，更衣について考えさせられた事例について紹介します。

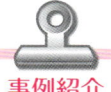

事例紹介

　杉田さん（仮名），70歳代・男性。病前は大企業の管理職で，事業者団体でも役員をされていた。診断名：脳梗塞・右片麻痺。現症：右片麻痺は上下肢とも重度であったが病棟内の移動は車いす自走で自立。食事と整容は自立していたが食べこぼしが多く，歯磨きをしても歯磨き粉で服を汚すことが多かった。また，更衣や排泄は一部介助を要していた。

- スタッフは患者さんの汚れた服を目にして，どうしているか？
- ADLを，「できる」「できない」だけでみていないか？

scene 3 患者さんの身だしなみは，病棟を映す鏡です

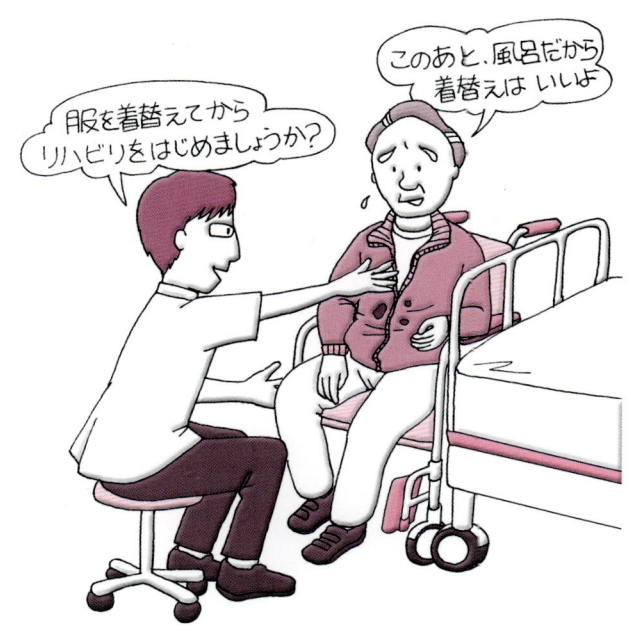

scene 汚れた服で生活していた杉田さんが，自分で着替えるようになったきっかけ

　主担当の OT が休みで，僕（OT 谷川）が杉田さんの作業療法を実施する機会があった。病室にお迎えに行くと，準備を整えた杉田さんは車いすに座って待っていてくださった。「それではリハに行きましょうか？」と声をかけながら杉田さんを見ると，上着の前面が朝食の食べこぼしでひどく汚れていた。「杉田さん，よかったら着替えていきましょうか？」と声をかけると，「すみませんね。でも，リハの後すぐにお風呂だから，このままでいいですよ」との答え。そのまま着替えずに実施することにしたが，おしぼりで汚れを拭きとることから開始した。

　翌日，担当 OT が杉田さんの作業療法を実施している横を通ると昨日同様に上着の前が汚れた状態で，さらに歯磨き粉が白く付いているのが一目でわかった。担当 OT が気にせず，そのままリハを実

施していることが申し訳なくて，おしぼりを取りに行き「リハの途中にごめんなさい」と汚れを拭き取らせていただいた。

その日の午後，杉田さんの服のことで担当OTに確認すると，いつも気にはなっていたが，そのままにしていたことを反省していた。ただ，杉田さん自身も「しかたない」とあきらめてしまっているようだとのこと。早く更衣動作が自立することを目標に練習しているが，「もう少し時間がかかりそうだ」という。

その日の夕方，スーツ姿の男性が二人，杉田さんに面会に来られて食堂でお話されていた。幸い，杉田さんは新しい服に着替えられていた。NSの一宮さんに話を聞くと，今日は事業者団体の方が相談のために杉田さんに面会に来られたようで，その前に着替えていただいたとのことだった。そして，一宮さんも普段から杉田さんの服の汚れを気にしており，そこにうまく対応できていないスタッフに対して問題を感じていた。そこで，今後の対策について相談する中で，杉田さんが前開きのベストを数枚持ってきていることがわかった。前開きのベストなら自分で更衣ができるので，汚れたら自分で着替えてもらうきっかけにできないかと相談した。

その後すぐに，一宮さんがそのことを杉田さんに伝えに行き，「汚れた服は置いておいてもらえば，私がすぐに洗っておきますから」と付け加えてくれた。そして翌日から，杉田さんは汚れた服を自分で着替えるようになった。

●●●●●● シーンをとおして伝えたかったこと ●●●●●●

① 患者さんの服装，清潔に目を配ったケアをしっかり行う

担当OTも最初は杉田さんの服の汚れを気にしていたようでしたが，杉田さんに「手が治ったら自分でできるからいい」と言われて，そのまま引き下がってしまい，いつの間にかそれが当たり前になってしまったようでした。今回のかかわりの中で，杉田さん自身はずっと「みっともない」と思っていたものの，解決する方法を自

分では見い出せず，あきらめてしまっていたように感じました。私たちがこのようなことに対応できないうちに患者さんは喪失感を積み重ね，いろいろなことをあきらめているのでは…と反省させられました。

　この後，担当OTとは評価上は自立としていた食事と整容に関して，もう一度服を汚すことなくうまく動作できるように環境調整と動作練習を行うこと。そして，身だしなみを自分で整えることができるように練習することを確認しました。

② 身だしなみを整えることは生活者としての第一歩

　入院していても，朝はパジャマから普段着へ，寝る前にはパジャマへ着替えるということをどこの回復期リハ病棟でも当たり前のように実践されていると思います。しかし，朝晩着替えをしているだけでは，まだ不十分だと思います。今回のように汚れてしまったら着替える，寒くなったら一枚上に羽織る，人に会うためにいつもよりお洒落するということを私たちは生活の中でしています。そこまでできるようになって，またそこまでの配慮をしたケアを行うことで，患者さんが生活者としての第一歩を踏み出せるのだと思います。その日の予定に合わせてタンスの中から服を選び，患者さんが自分で決めた洋服に着替えるということは一つの自己決定です。小さなことですが患者さんの自己決定の機会をたくさんつくり，それをサポートできると患者さんの気持ちは自律に向かっていくのだと思います。

◎ まとめ

　患者さんへのかかわりを，単なる「業務」ではなく「ケア」にしていくためには，より生活者に近づけるための「ひと手間」をかけることが大切です。充実したケアを目指すための「ひと手間」があるかないかで，患者さんの気持ちには大きな差があらわれるのではないでしょうか？　リハを行う前に，ちゃんと患者さんの姿を見

る。身だしなみを整え，顔や手や衣服が清潔に保たれているかに心を配る。そんなことができずに，手足の麻痺や動作に着目していては患者さんを元気にすることはできません。

　このことをきっかけに，杉田さんは僕や一宮に「これは，どうしたらできるようになる？」「これが困るんだけど，どうしたらいい？」といろいろな問いかけをしてくるようになり，自分で行動を起こしては課題を見つけてくる前向きな患者さんになりました。「患者さんが病人意識から抜け出せない」と思っているのに，そうさせてしまっているのは私たちスタッフではないか？　と自分たちに問いかけるきっかけになった事例でした。

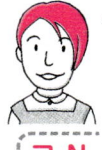

NSのコメント

　回復期リハ病棟では，ADLの拡大に重点が置かれ，基本的な生活動作が一人でできることが目標になっています。そのために，ADLのゴールデンタイムと呼ばれる朝，夕の時間帯に，NSやケアワーカーを多く配置したり，PT，OTの遅出を開始したり，ケアの質向上のために人員の確保をしてきました。しかし，今回の事例のように"動作ができる"だけでは十分ではなく，社会生活ができるように"出来栄え"にこだわったケアが必要であることを感じていました。そこで，2011年から，多職種でADLの質，生活の質を考えることを目的に小集団活動を開始しました。現在は「食事・口腔ケアチーム」と「排泄チーム」の2チームを結成し，NS，ケアワーカー，PT，OT，ST，MSWが各チームに所属して現状分析やケアの満足度評価などを行い，質向上に向けての取り組みを開始しています。始めたばかりですが，それぞれの専門性を発揮しながらチームで取り組むことの意味を考えるきっかけにもなり，実践での成果が出始めています。

　今後も，出来栄えや患者さんの満足度にこだわったケアが提供できるようにチーム全体で努力していきたいと思います。

scene 4　動いてもらうためには，こころをつかむことが大切です

　急性期の入院期間短縮や超高齢化の影響により，回復期リハ病棟に入院されてくる患者さんには，全身状態が不安定で栄養状態も悪く，活動するためのエネルギーがない方や元気をなくしてしまって動きたくないという方も増えています。朝のミーティングでは，「なかなか離床が進まない」「リハに誘っても拒否される」「どこからかかわればいいのか困っている」ということが話題になることがあります。このシーンでは，なかなか動いてくれない患者さんへの対応について考えてみたいと思います。

事例紹介

石橋さん（仮名），80歳代・男性。診断名：小脳出血。現症：失調は軽度で，起き上がりと移乗は一部介助であったが，めまいと嘔気があり，急性期の病院ではほとんど食事も摂らずにベッド臥床が続き，排尿・排便ともに失禁。発症から1カ月で当院回復期リハ病棟へ入院。入院当日に妻は，「2年前まで大工の棟梁で若い職人をたくさん使っていた人だから，人の言うことを聞かなくて…頑固だから前の病院でも迷惑かけたんです」と恐縮してお話をされた。石橋さんは栄養状態が悪く脱水もあり，少し動くと息切れがして「こんなことなら死んだほうがましだ」と言って入院日も一日中布団にくるまっていた。

Key Question

- 患者さんが動きたくなるようなケアとは？
- 「離床拒否」の理由をどのように受け止め，チームでかかわるか？

scene 看護場面では動けるようになったが，リハでは動かない石橋さん

　石橋さんは入院翌日も「食べたくない，飲みたくない」と答え，布団にくるまっていた。嘔気は少しずつ治まっていたようだが，"何か食べたいものはないですか？"と聞いても話をしてくれず，家族に好きなものを差し入れしてもらっても食事や飲水量は増えなかった。食事介助をしても口を開けてくれないため，チーム内では点滴や経管栄養も検討された。しかし，歯磨きは拒否することなく，丁寧に磨いていること。失禁すると自分で汚れたオムツを処理しようとされたり，トイレに誘うと自ら動いていただけたこと。お風呂好きで入浴時は着替えも自分で行おうとするなど，清潔や排泄に関しては協力的であることがわかった。そこで，清潔と排泄を整えると食事もできるのではないかと話し合い，本人が満足できるように清潔と排泄のケアにかかわった。

　それから，毎日お風呂に入っていただくと笑顔が見られるようになり，1週間で失禁することなくトイレで排泄できるようになった。食事摂取量も増え「寝ているほうが楽だ」と言いながらもお茶や食事に誘うとゆっくり自分から起きて，少しずつ自分のことについても話をしてくれるようになった。

　生活の中では動けるようになった石橋さんだったが，担当セラピストからは「リハに誘っても反応がなく離床を拒否され，動かないし話もしないし，どのようにかかわっていいか困っている」と相談を受けていた。そこで，作業療法の時間に病室に様子を見に行くと石橋さんは寝息を立てて寝ていた。"あれ？　もうリハは終わったのかな…？"と思い，確認しようとステーションに戻ると担当OTが電子カルテに向かっていた。「石橋さんはどうでした？」と聞く

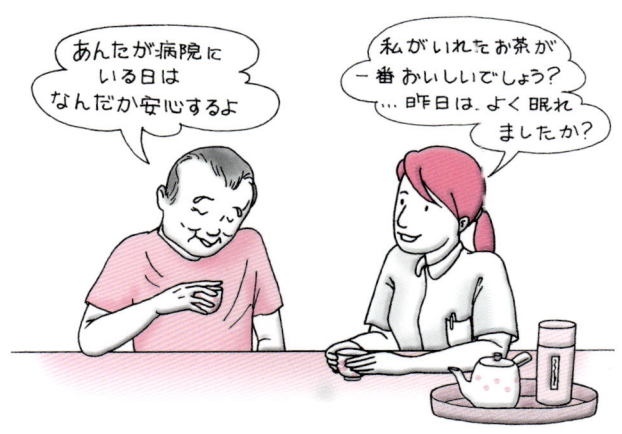

と,「声をかけても反応しないし,眠そうだったのでやめました。まだ栄養状態も悪いし,体力もなさそうだから…」という答え。"困ったなぁ"と思いながら,「今からトイレに誘導するから一緒に来ませんか?」と誘って一緒に石橋さんのベッドへ向かった。私(NS一宮)が寝ている石橋さんの肩に軽く触れて,「石橋さん,そろそろトイレに行きませんか?」と声をかけると,眠そうにしながらも自分から起き上がり,「靴を履きますよ」と声をかけると自分で靴に足を入れてくれた。トイレを済ませて洗面所で手を洗うと,石橋さんが「お茶が飲みたい」と伝えてくれたので,食堂で一緒にお茶を飲んだ。担当OTは,「こんなに違うんだぁ…こんなに自分でできるし,こんなにお話されるのですね…リハの時間を変えます。今ぐらいの時間のほうが反応が良さそうなので少し遅い時間にします」と言って戻っていった。"伝わらなかったか…"と思いながら,次の日。翌日も作業療法はやっぱりできなかったようで,再び担当OTに状況を聞くと「今日はお風呂の後だったから疲れたみたいです。お風呂の時間,どうにかならないでしょうか?」と相談された。

シーンをとおして伝えたかったこと

① 石橋さんが自ら動きたくなるように看護が行ったこと

　　看護をしていて，食べてくれない方や意志の表出がなくて何をしたらいいのかつかめない方の対応には悩まされます。そのような患者さんに接する私たちには，生活場面の観察やケアへの反応を基にしてアセスメントする能力が求められます。石橋さんは歯磨きや入浴など清潔に関することには協力的であったことから，病前は清潔に関してきちんとされていたことがうかがえました。また，失禁したオムツを自分で処理することからは，排泄に関して面倒をかけたくないという意志がうかがえました。そこで，最初に清潔と排泄を石橋さんが満足できるように整えることにしました。毎日お風呂に入り，お風呂上がりに一緒に冷たい水を飲んでいると「トイレに行きたい」「オムツは嫌だ」など石橋さんから意志を伝えてくれるようになり，お米やお茶へのこだわりがあることなど自分のことについても話してもらえるようになりました。少しずつ食事も摂取できるようになった頃，石橋さんに「始めの頃，どうして食事を食べなかったのですか？」とたずねると，「食べたら出るから，失敗して迷惑かけるのが嫌だった」と教えてくれました。必要な栄養確保のため経管栄養にしていたら，石橋さんはさらに絶望感を強めることになっていたと思います。言葉による表出はなくても患者さんはたくさんのメッセージを発しているので，小さなことでもスタッフみんなで気づいたことを持ち寄ると全体像が見えてきます。そうすると患者さんが満足できる状況や"してほしい"と思っていることにかかわることができて，患者さんが"動いてみようかな"という気持ちになってもらえるのだと思います。

② 動いてくれない患者さんに対しての協働

　　離床やリハの実施を拒否される患者さんに対しては，セラピスト

も苦労することが少なくないと思います。石橋さんの担当OTはリハができなかった理由を「眠そうだから」「栄養状態が悪いから」「体力がないから」としていました。そして，翌日にリハの時間を変更しても起きてもらえなかったのは「お風呂で疲れていたから」というように患者さん側の問題としていました。このようなとらえ方をしていると，いつまでも問題は解決できません。

　動いてもらえなかった理由を患者さんのせいだけにしないで，自分のかかわりを振り返って対応を考え直すことが必要です。石橋さんの担当OTに対しては，解説の①で述べたような看護の工夫を伝えて，石橋さんの気持ちを一緒に考えることから始めました。石橋さんの場合は，嘔気などの身体的な理由に加えて，まだ"頑張る気持ち"になれない状態であったにもかかわらず，セラピストが石橋さんのペースに合わせられなかったために，"セラピストの都合で動かされてしまう"という不安を与えたことが拒否につながったと推測しました。そして，それから毎朝のお風呂にOTがかかわるようにしました。そこでは，「あれこれ評価するのではなく，石橋さんに気持ち良くお風呂に入っていただくことを大切にしてかかわる」ことからスタートしました。しばらくすると，セラピストと石橋さんの関係づくりもできて，徐々にリハにも積極的になった石橋さんは歩行も安定して自宅に退院されました。

◉ まとめ

　現場では患者さんの気持ちがわからないからといって，医療者側のペースで，医療者側のしたいことだけを押しつけてしまっている場面を見かけることもありますが，このようなときにこそチームの力を活用すべきだと思います。いろいろな場面での患者さんの表情や態度を観察し，それぞれの気づきを積み重ねながら，患者さんのしたいことや思いをくみ取っていく作業が大切です。そして，くみ取ったことを共有したうえでチーム全員でかかわることができれば，患者さんは，"この人たちは自分のことを理解してくれている"

"安心して任せても大丈夫なんだ"と感じることができて、「動いてみようかな」という気持ちになるのだと思います。こちらのしたいことばかりを押しつけることのないように、チームで患者さんのこころを動かすことができるようなかかわりを心がけたいと思います。

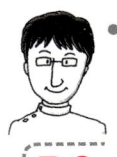

OTのコメント

　臨床に立つ私たちには、苦しみの中にある人に寄り添い、支え続ける覚悟が必要です。求められることを探り、それに応えていく責任があります。西川 勝氏は、「患者にとって耐えがたい非日常を支える普通の人。非日常の場面においてもあたりまえの日常性を断固として漂わせる人がそばにいること。自分が訳のわからないところへ連れ去られるのを引きとめてくれる人。それが看護に求められているのではないだろうか」[1]と述べていますが、石橋さんへの看護にはこのような視点が生かされていたように感じました。そこには、セラピストも学ぶべき点が多いと感じています。困ったときに、どうしたらいいかわからないときに、自分の理解の範囲内で安易に解決するのではなく、"測れない""わからない"対象者の思いだからこそ、少しでも近くでわかろうとし続ける態度が必要なのだと思います。絡まった糸を、ほぐしながら解いていくようなかかわりが大切なのだということを心がけ、その実践をスタッフ間で共有することを続けたいと思います。

文献
1) 西川　勝：ためらいの看護―臨床日誌から．岩波書店，pp19-30，2007

COLUMN
わかりにくいものとの付き合い方

　大好きな女の子の気持ちが理解できなくて，若い頃はずいぶん失敗もし，振り回されもしました。「しました」と過去形で書いたのは，女性の心理がわかるようになったからではなく，"わかりっこない"ものでもそばにいて付き合えるように少しは成熟したからだと思います。

　それでも気短な僕は，わかりやすいものに頼りがちです。飲み込みやすいモノが食べやすいように…。最近はOTの研修会も，わかりやすく，すぐに役立つ（役立ちそうな）ものが好まれます。もちろん，それらを否定するのではありません。ビギナーがきっかけをつくるにはよい機会だと思います。料理もスノボなどのスポーツも…専門家が開く○○教室に参加しても，そこから先は本人の努力次第なのですから。「モテるコツ」とかのハウツー本をたくさん読んでも成果が上がらなかった，僕の苦い経験から言えることです（ホントに）。

　作業療法を生業として25年。就職した頃は「5年も経験すれば満足な仕事ができるだろう…」とずいぶん甘い考えを持っていましたが，25年経ってもわからないことだらけ…，というより，わからないことは増えていきます。そんな焦りを感じていたころ，鷲田清一さんの言葉に出会いました。「大事なことは，わからないけれども，わかっていないということだけはわかっていることではないだろうか。あるいは，わかったつもりになっているが，まだわかっていないことがあるとわかるということ。問題にいっそう近づくとはそういうことだ。もっと言えば，生きるうえでほんとうに大事なことは，わからないものに囲まれたときに，答えがないままそれにどう正確に処するかの知恵というものだろう（鷲田清一：わかりやすいはわかりにくい？―臨床哲学講座．筑摩書房，2010)」

　仕事以外の場面では，わからないことにぶつかると（パソコンの接続とか，買い替えたケイタイの操作方法とか，開け方がわからないパッケージとか…）ついついイライラしてしまうのですが，せめてリハの現場ではわからないことをわかろうと努力し続けること。そして，わからないことに対して少ない知識だけでわかったふりをしたり，少ない経験の中だけで患者さんを理解しようとしないことを大切にしたいと思います。

scene 5　場を共有してリハをケアに つなげる
―トイレ二人介助から一人介助へ

　回復期リハ病棟の利点の一つに，病棟内でのリハが増えたことがあると思っています。そのおかげでNSが患者さんのケアをしながら，隣でセラピストと話している患者さんの言葉を聞くことや，ベッドサイドで起き上がりの練習をしている場面に立ち会うこと，病棟内で歩行訓練をしている場面などを見ることができるようになりました。

　このシーンでは，病棟でのリハ場面を見たことをきっかけに，トイレ介助が楽に行えるように支援できた事例を紹介します。

事例紹介

　池田さん（仮名），60歳代・女性。診断名：くも膜下出血・脳梗塞。現症：左片麻痺は上下肢共に重度で，感覚も表在・深部覚共に重度鈍麻。注意障害，左半側空間無視などの高次脳機能障害を伴っていた。発症から60日目に当院回復期リハ病棟入院。入院時は覚醒も悪く経管栄養であったが，入院1カ月で経口摂取可能となり，日中の覚醒もよくなった。しかし，起き上がりや移乗は全介助で，車いす座位もすぐに左に傾いてしまい，トイレ動作は二人介助でやっと行えている状況であった。

- 病棟のリハをNSが活用するということは？
- 介助方法をスタッフ間で統一するために必要なことは？

scene リハ場面で立位保持できる池田さんを見て，NSの介助練習につなぐ

　池田さんの移乗やトイレの介助方法についてはミーティングでも話題になっていた。NSからは「池田さんは，急に手を離したりするから怖い」「トイレ介助はとても大変で，二人介助でも怖いことがある。もう一人の介助者を待っている間に失禁してしまうこともあって申し訳ない」という意見だった。担当のPT・OTは介助方法をいろいろ考えてくれていたが，「まだ手すりなどの環境をうまく使えないので，身体を抱きかかえる方法での介助が一番安全です」ということであった。

　私（NS一宮）がある日ステーションで記録をしていると，廊下の手すりを使って池田さんが立ち上がりの練習をしていた。OTの谷川さんが担当OTを指導しているところだった。池田さんはニコニコと窓のほうを見ながら，「立ちましょう」という声かけに合わせて手すりを持って立ち上がろうとしていた。立ち上がりには介助を必要としていたが，立位になると手すりにつかまり一人で立位保持できていた。それを見て私は，"あれ？　こんなに立っていられるの？？　ベッドの移乗用手すりはうまく使えないはずだったのに…これならトイレ介助も，もう少し楽にできるのでは？"と思った。そこでそばに寄って池田さんに，「こんなにしっかり立つことができるのですね」と声をかけると，池田さんはとてもうれしそうだった。そこで，谷川さんにベッドサイドでの移乗介助を見せてほしいと依頼した。

　谷川さんの介助で，池田さんは移乗用手すりを使用して楽に移乗できた。そこで，その日勤務していたNSやケアワーカーに声をかけ，その状況を見てもらった。みんな同じように「すごく楽に行えている」と感じ，「私もやってみたい」と池田さんにお願い。「疲れてないですか？　もう一度やらせてもらってもいい？」と声をかけながら，4人のスタッフが交代で移乗介助を行わせていただいた。実際に自分でやってみると，うまくいかない面もあったが，その場

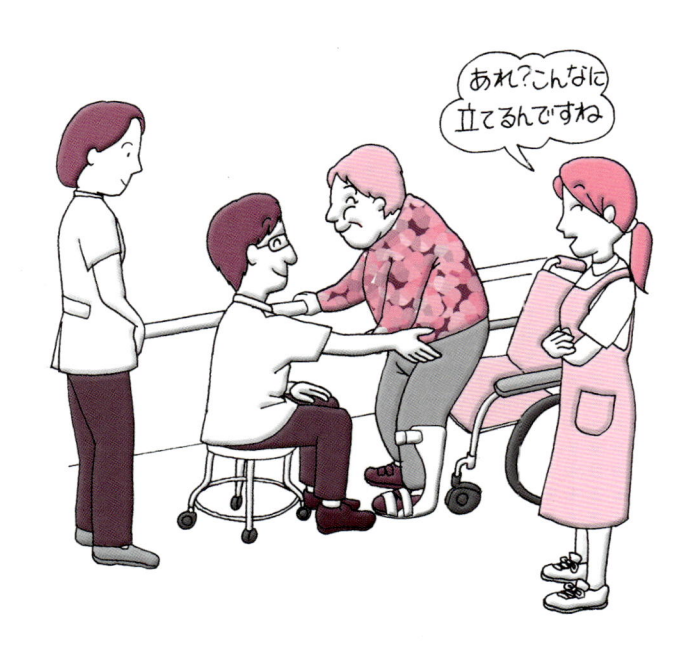

でうまく介助できなかった理由を谷川さんが解説した。手すりを持つ位置や介助者の脚の位置，声のかけ方というこまかいことから池田さんの動き方の特徴などを解説してもらいながら，一度目よりも二度目は少しうまくできて，池田さんもNSも笑顔。谷川さんもNSたちが移乗介助するのを見ながら，「なるほどね」と大変さを認識していた。それをきっかけに1週間，谷川さんにベッドサイドやトイレで介助方法の実演練習を行ってもらい，すべてのNSとケアワーカーが体験学習した。そして1週間が経過した頃には池田さんのトイレ介助は一人で行えるようになった。

シーンをとおして伝えたかったこと

① リハの場面にNSも参加し，リハと生活をつなげる

リハで練習していることと患者さんの生活動作がつながっていくことが大切です。そのためには，NSもリハで実施していること

を実際に確認することが必要だと思っています。私もできるかぎりリハの場面を見せていただき，見ていて疑問に思ったことはセラピストに確認したり，看護で感じている患者さんの生活上の問題点をセラピストに伝えて考えてもらうようにしています。実際に見学すると，病棟生活やミーティングではわからなかった患者さんの表情や反応を見ることができます。さらに，患者さんを交えて情報交換することは，患者さんが主体的にリハに取り組むきっかけにできると考えています。

② 実際の場面で情報交換しながら学ぶ場を意識してつくる

「介助方法の統一」という言葉はよく耳にします。異なる介助方法と指導で患者さんが混乱しないために介助方法を統一することは大切ですが，かかわるスタッフが多くなってくると，うまく伝わらないこともあります。また経験年数による技術の差も課題の一つでしょう。スタッフ全員が同じように介助できるように言葉での申し送り，絵に書く，写真を撮って掲示するなどいろいろな工夫をしていますが，伝達が一番うまくいくのは，やはり実演だと思います。頭ではわかっていても実際に介助してみるとうまくいかないことも多いので，自分が介助しているところを見てもらってアドバイスを受けることが，一番確実です。ケアの技術を高めるためには他者の介助場面を見たり，自分の介助を見てもらったりする機会を意識してつくる必要があります。セラピストも積極的に看護・介護が介助している場面に介入すると，リハプログラムのヒントになるのかもしれません。

◎ まとめ

回復期リハ病棟では，せっかく同じ場所でいろいろな職種が仕事をしているので，ほかの人がどんなことをしているのかに興味を持って見ることが大切だと思っています。普段から「何をしているのだろう？」「リハをしているときの患者さんの様子はどうだろ

う？」と興味を持って見ていくと「気づき」が増えます。そして，その「気づき」を相手に確認し，その場で意見交換することで，意味のある「気づき」になります。今回は，その「気づき」が介助を楽にすることにつながった一つの例だと思います。カンファレンスやミーティングで話し合うだけでなく，病棟の廊下で，ベッドサイドで「患者さんを囲んで」「実際に見て」「実際に動いて」ということがリハを生活に生かすための協働では効果的です。

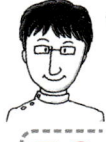

> **OTのコメント**
>
> セラピストは実施するプログラムに応じてリハを行う場を設定していると思いますが，病棟でリハを実施することは，その場で他職種と意見交換できるので利点が多いと感じています。今回はOT場面を見たNSからの発信で，僕が移乗の技術をNSとケアワーカーの方々に伝達した場面を紹介しましたが，逆に病棟では看護や介護の技術を伝達してもらうことも多くあります。多職種のチームにおいて個々の能力が高くても，それぞれが孤立している状態では大きな力になりません。それぞれの職種が持っている知識や技術を共有することによってチームとしての力は発揮されます。多職種間で知識や技術がうまく伝達されないという問題をいろいろなところで耳にします。そのような問題を解決していくためには，まず患者さんを中心に多職種が空間や時間を共有する「場」を意識的に設けることがとても大切だと考えています。スタッフがうまく協働できている場面に患者さんを巻き込むことができると，患者さんの意欲も向上することを経験します。「場」をうまくつくって活用することも，専門職としての大切な技術であると考えています。

参考文献

1) 鎌田　實：チーム医療に未来はあるか？―チーム医療の可能性を探る．鷹野和美（編著）：チーム医療論．医歯薬出版，pp73-91，2002

scene 6　役割分担は職種にこだわらず行います
―失便が改善した事例

　回復期リハ病棟に入院される方々の中には，治療による安静や脳卒中による膀胱直腸障害などにより，排泄パターンが障害される方が多くいます。排泄の失敗は，患者さんの自尊心を傷つけてしまうことにつながりやすいので，私たちは早期から丁寧なアプローチをする必要があります。このシーンでは，ちょっとした手間をかけたことで排便のコントロールが改善した事例を紹介します。

事例紹介

　渡辺さん（仮名），50歳代・男性。診断名：脳梗塞・左片麻痺。発症から3週目で当院回復期リハ病棟へ入院。端座位保持は見守り，起居・移乗は軽介助で可能であったが，注意障害があり，転倒の危険性が高く行動観察が必要な状態であった。排泄は尿意を訴えることもあったが失禁することが多く，排便は便秘気味で3，4日に1回オムツに失便してしまう状態であった。

Key Question
- 排便の介助・誘導にかかわる際に配慮することは？
- 患者さんの希望を優先した，チームの役割分担とは？

scene　OTによる毎朝の排便誘導から失便がなくなるまでのかかわり

　渡辺さんの排尿動作は，入院から1週間で男性用小便器を使用すれば見守りで行えることが確認できたので，遠めの見守りで小便器

を利用して行ってもらうようになった。しかし排便は，長い時間便座に座っているには座位バランスが不安定だったことと，ふいに立ち上がってしまう危険行動もあり見守りが外せなかったが，その間女性のNSが近くで見守ることを極端に嫌ってNSのトイレ誘導を拒否し，その結果ときどき午前の理学療法中に失便することがあった。

　入院から2週目のカンファレンスで失便に対しての対応を検討した結果，午前中の早い時間に便座に座ることを日課にすることで解決の糸口を見つけられないかということになった。ただ，便座に座っている間の見守りが外せないこと，NSの見守りに拒否的だったことから，担当OTの僕（OT谷川）が朝のミーティングの時間を利用して1週間トイレ誘導にかかわることになった。

　その説明を渡辺さんに行うと，渡辺さんから承諾が得られ，翌朝から病棟の朝のミーティング前に僕が部屋にうかがい，ベッドサイドに椅子型のポータブルトイレを設置し，そこに座ってもらうことになった（トイレよりもベッドサイドでポータブルトイレを利用したいというのは渡辺さんの希望だった）。

　僕は，カーテン越しに声をかけたり，ときどき覗かせてもらいながら，5分，10分経過。「やっぱり出なさそう」の渡辺さんの声に「残念でしたね。ありがとう。あきらめずに，明日もまたやってみましょう」と声をかけ，1日目は失敗に終わり，2日目もうまくいかなかった。

　3日目，「おーい，出た出た！！」と渡辺さんの声。「よかったですね…」と渡辺さんに声をかけると，いい笑顔だった。その翌日も，「出た出た，2日連続」「V2だよ」と，さらにうれしそう。「じゃあ，V3目指しますか？」と話し，その翌日もめでたく快便。二人で喜んでいるところに来たNSに，思わず便座に座ってもらったまま記念写真まで撮ってもらいました（イラストは，そのときの写真からイラスト化してもらったものです）。

　それ以降，排便中の座位も安定して排便中は危険な行動もないこ

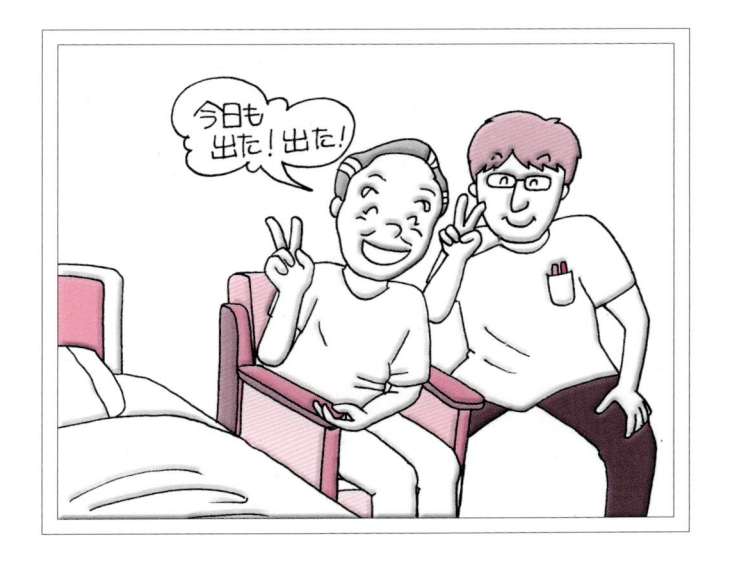

とがわかったので，翌週からはNSの誘導で午前のリハ実施前にトイレで排便ができるようになった。

シーンをとおして伝えたかったこと

① 排泄を介助する際は，心理面への配慮を大切に

　排泄に関することで人の手をわずらわせることは，誰もが嫌なことでしょう。その感覚が医療・介護の現場で働く私たちは薄れてしまうことが多いのではないかと思っています。仕事として日々繰り返す中で，「業務」としてトイレ誘導や介助をこなしていることがあるのではないでしょうか？　排泄を自分でコントロールできずに失敗してしまうことは，患者さんにとっては屈辱的なことです。さらに他人の手を借りなければならないことは，羞恥心を伴うつらいことですから，介助をする私たちの何気ない態度や言葉が患者さんの悲しみを深めてしまうことがあります。「こんなことをさせて申し訳ない」「できることなら自分でなんとかしたい」「トイレに

行っても，出なかったら申し訳ない」など，排泄に介助を受ける患者さんたちの気持ちを少しでも理解し，楽にできるような支援を心がける必要があります。

今回は，朝の排泄介助に入るまでの僕と渡辺さんの関係性のとり方や実施にあたっての説明の仕方などの解説は省略しましたが，「失敗してもできるようになるまでつき合いますよ」という気持ちでかかわったことが渡辺さんが僕の介助を受け入れることにつながったのだと思います。

② チームで役割を分担して，タイミングよく生活に結びつける

失禁への対処を検討する際，排泄（失禁）の時間やイン-アウトの管理などは，NSが観察を基にアセスメントしています。僕が介入するタイミングや時間に関しても，NSからの情報を基にして，カンファレンスで可能性が高い方法を探ることができました。今回は僕が役割を担うことになりましたが，回復期リハ病棟に専従配置される前の僕であれば，「それは私の仕事ではない」と思い，「朝のミーティングの時間は忙しくて無理です」という言い訳をして，毎朝患者さんのベッドサイドで排便誘導にかかわるようなことは避けていたと思います。チームのメンバーの中で誰が役割を担うかを考える際に職種を優先するのではなく，年齢や性別，患者さんとの関係性を優先して検討することも必要で，この事例ではその選択がうまくいきました。そして，カンファレンスでの計画を基に，タイミングよくNSに役割を交代できたため渡辺さんの失便を解決することにつながりました。かかわるタイミングの評価と誰がかかわるのが効果的かという判断をチームで十分に話し合うことが大切なことに気づかされた事例でした。

まとめ

今回は，OTである僕が排便誘導にかかわってうまくいった事例を紹介しましたが，病棟ではよく，NSが「そろそろリハが始まる

scene 6 役割分担は職種にこだわらず行います —失便が改善した事例

から，トイレに行っておきましょうか？」と患者さんに声をかけてくれています。「リハのスケジュールを把握している」「リハ中の失禁を気にしている患者さんの気持ちと，その方の排泄パターンを知っている」など，患者さんが安心してリハに取り組めるように，何人もの患者さんの排泄に関する状況と生活のスケジュールを理解してタイミングよく看護を実践しているNSがいます。目立たないところではありますが，そのような看護を実践してくれているNSと仕事を積み重ねることができたことも，僕が協働の大切さを学ぶことにつながりました。

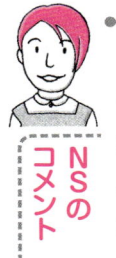

NSのコメント

尿意や便意があいまいな患者さんたちは，オムツに失敗してしまうこともつらいのですが，「トイレに行ったのに出ない」というつらい体験もされます。「せっかく連れてきてくれたのに，申し訳ない」という悲しい表情に対して，介助する私たちがどのような対応をするかによって患者さんのトイレ拒否につながることもあります。"失敗しても，またチャレンジしよう" と思っていただけるような対応と排泄パターンのアセスメントにより，成功しそうなタイミングをつかむことが重要です。

「失禁をなくしてトイレで排泄ができる」という目標を達成するために，トイレまでの移動や移乗，衣服の操作という動作に対してPTやOTが介入することはよくあることです。今回は，排便誘導にOTが介入したことで，失便の問題を解決し排便が自立した事例でした。この事例から，患者さんの目標達成のために，役割を解放してかかわることの意味が確認できました。回復期リハ病棟では，多くの専門職がそれぞれの専門性を発揮して患者の目標を達成しているのと同時に，場所を共有していることによって職種の専門性を超えたチームアプローチが実現できるということを実感できました。

COLUMN
悩みつづける専門家

　5年前に，縁あって『覗いてみたい!?　先輩OTの頭の中　ぼくが臨床で大切にしていること』という単行本を三輪書店に出版していただきました。それがきっかけで，いろいろな研修会などで話をさせていただく機会をいただきました。たくさんの方々に，あたたかいおもてなしを受けて，そのたびに"自分の話でよかったのだろうか??"と恐縮しながら役割を務めさせていただきました（お世話になった方々，本当にありがとうございました）。

　本を書くことも，多くの人の前でお話させていただくことも，その内容は自分のつたない臨床経験なので，なんだかいつも人前で裸をさらすようで気恥ずかしく，面映ゆいものがあります。自分に自信が持てないことが僕の悩みでもあり欠点なのですが，いろいろなところで若いOTの方々から「どんな勉強をしたら自信がつきますか？」とか「どうしたらすぐれたOTになれますか？」などの質問を受けることがあります。いつも「僕もいまだに悩んでいます」と答えるのでぜんぜん回答にならないばかりか，僕のことは見習わないほうがよいのだと思います。ただ，試合前に自信満々のプロスポーツ選手はカッコよくても，自信満々のOTやPT，NSはなんだか胡散臭い感じがするのです（ひがみもかなり入っています）。私たちの仕事は，これで100％役立つと言いきれないことがほとんどだからです。

　大切なことは，「何かがおかしい」「何かが足りない」「このままではいけない」と気がつくことができ，それを誰に相談すれば解決するかを知っていて，その人に「どうか助けて!!」とお願いできること。お願いした相手が，「よし，行ったろか!!」「わかった，協力したる!!」と動いてくれるように頼める関係性がつくれることだと思います（日頃の挨拶とか，お願いをききたくなる笑顔とか…）。そして，自分の専門性を少しでも高める姿勢を持ち続けて，自分が果たせる役割くらいはきちんと伝えられる準備をしておくことが最低限必要だと思います。

　悩みながら，でも悩み過ぎないで…いい仕事を積み重ねましょう。

scene 7　起居動作の誘導がうまくなるために必要なこと

　寝返りや起き上がりの介助・誘導方法は，看護・リハ技術のテキストで基本的なこととして取り上げられ，それぞれの専門職の研修会や勤務する施設内でも学ぶ機会が多い技術です。しかし実際の臨床では，"研修で習ったとおりにやってみても，うまくいかない！　どうして？""患者さんによっては指示が伝わらない場合や毎回違う反応をされるから，思うようにできない！　どうしたらいい？"と悩むことも多いのではないでしょうか？　基本と言われることでも突き詰めて考えると難しく，人の動作を介助・誘導することの奥深さを感じます。このシーンでは，片麻痺者の起居動作を誘導するうえで，大切にしたいことをお伝えします。

事例紹介

　田中さん（仮名），70歳代・男性。診断名：脳梗塞（中大脳動脈領域）・左片麻痺。現症：左片麻痺は重度で上下肢ともに筋緊張はとても亢進していた。ベッドで横になっている姿勢は，いつも右側臥位で，仰臥位から右側臥位になることはできるが，起き上がりは一部介助。姿勢を整えて，手すりを把持してもらうと端座位保持はできるが，手すりから手を離すと左後方へバランスを崩しやすかった。左半側空間無視と軽度の注意障害を認めた。

> **Key Question**
> 💡 起きるだけではなく寝る動作も大切にしているか？
> 💡 ベッド周囲の環境にも配慮し，介助される側の視点で考えているか？

scene　ベッドにうまく寝ることができなかった田中さん

　朝のミーティングで田中さんの起き上がりのことが話題になった。受け持ちNSは「調子がいいときは，起き上がれるようになりました」と伝え，担当OTも「訓練中リハ室のマットでも起き上がれます。もう大丈夫です」ということであった。確認するため，私（NS一宮）が病室へ行くと，田中さんは頭の下に右手を入れて右側臥位でいつものように寝ていたが，隙間がないくらいベッドの右側に寄っていた。挨拶をして「田中さん，起き上がることは楽になりましたか？」とたずねると，「もうできるよ」と言ってそのまま起き上がろうとした。すると田中さんは顔が手すりにぶつかりそうになって身動きが取れなくなり，臥位に戻ってしまったので，身体の位置を整えることを介助した。もう一度起き上がっていただくと，手すりにつかまった右手の力で勢いよく側臥位になり，次に手すりにしがみつくように力任せに起き上がった。座った後も手すりをしっかり握りしめて力が抜けない田中さんだったが，お尻と足の位置を整えるとやっと落ち着いて座ることができた。

　"たしかに一人で起き上がることはできたが，これでは大変そう"だと思い「起き上がるとき，大変なことはないですか？」とたずねると「起きるのはいいけど，寝るときが怖い」という答え。「では，いつものように横になってもらえますか？」と声をかけると，田中さんは右手で手すりにつかまったまま，動き出せずに寝ることができない。近くにいたケアワーカーに「いつもどうやって横になっていただいているの？」と聞くと，「寝るのはいつも大変なので，首と脚を抱えて全介助で横になってもらいます」とのこと。私は田中さんの右手を手すりから離してベッド上についてもらい，肘をベッ

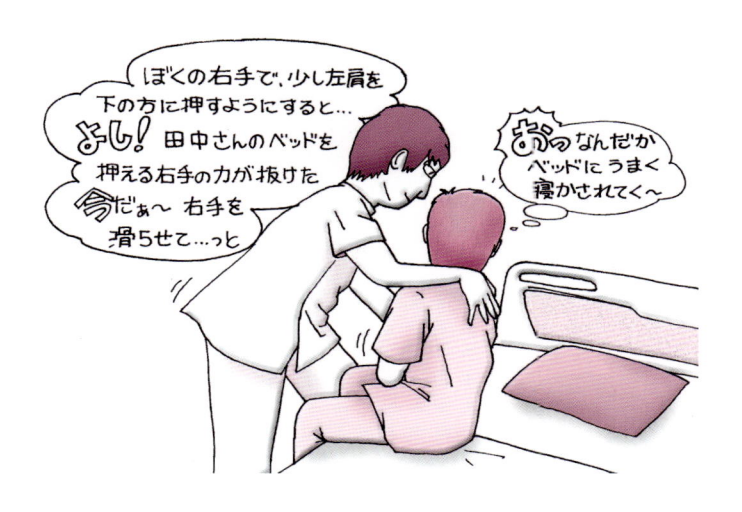

ドについてもらうように誘導したが，今度はマットを掌で強く押したまま動いてはくれない。"困ったなぁ～"と思っているときに通りかかったOTの谷川さんにSOS！ 谷川さんは，何が大変かを私に聞いた後で，「じゃあ，田中さん，楽に寝られるようにやってみましょう」と言いながら，ベッドの上の雑誌とティッシュペーパーの箱を片づけた。そして田中さんと言葉を交わしながらベッドシーツのしわを伸ばし，枕の位置を直しながら枕をきれいに整えて，「田中さん，枕ここですよ，どうぞ横になってください」と告げた。田中さんの視線は枕へ，そしてゆっくり頭が枕に向かって動き出したときに右手をスッとずらし，肘をつかせてそのまま田中さんの身体はゆっくり横になった。私が田中さんに「どうでしたか？」とたずねると「今は怖くなかったよ」とにっこりされた。

シーンをとおして伝えたかったこと

① 生活の中で楽に行える起居動作を目指した支援

このシーンでの問題点は，"今の田中さんの起き上がり方に受け持ちNSもOTもあまり問題を感じていない"ということと，"座位

から臥位になる動作のことは考慮されていなかったこと"だと思います。田中さんの起き上がり方は手すりに依存し，手すりを過度に引っ張って肘をつき，次に手すりを押すことで重心を高くするような，やわらかさに欠ける起き上がり方でした。受け持ちNSやOTが言った，「調子がいいときは」や「訓練中リハ室のマットでは」というのは，「たまたま起き上がりやすい位置に寝ていたときは」だったり，「起き上がりやすい環境を整えた状況では」というように条件付きで可能な動作であったと考えられます。また，ベッドに臥位になる動作に対しての観察や評価の視点が欠けていたと思われます。指示に対して過剰に慌てて反応してしまったり，必要以上に力を入れたりするなど，状況や環境に応じて動けない田中さんの課題への配慮が不足していたようです。

　生活の中では，「布団に包まれて丸くなって寝ている状態から，自分で起き上がるための準備をして安楽に起き上がれること」や，「ベッドに横になった後で上手に毛布や布団で自分の身体を覆うことができるか？」ということが必要になります。セラピストがベッドサイドで，「非麻痺側の過剰な努力による非対称的な動作で行っています」など，もっともらしく患者さんの動作パターンを評価するわりには，実際に起きている問題に対して具体的な介入方法を見つけられていないことがあるのではないでしょうか？

② 周囲の環境を患者目線で見ることが大切

　田中さんは起き上がることよりも，座位から寝る動作が大変な方でした。田中さんの動きを見ていると，ゆっくり動くことが難しく，"行くか？　行かないか？"の二者択一状態になっているようでした。そして，動いてバランスを崩して転ぶより，手で突っ張って倒れないように必死にこらえているように感じました。重度の片麻痺の方は，ベッド面やベッド柵などの環境と自分の身体の関係がわかりにくい状態になっていることは想像できます。そうすると身体の動きは堅くなって柔軟性に欠けてしまいます。

余分な力が入って動き出しにくい状態に陥っている田中さんに対して，谷川は余分な力が入ってしまう理由を多少でも取り除く必要があると思い，ベッド上の余計なものを片づけました。そして，シーツのしわを伸ばすところを田中さんに見てもらい，"ベッドの面は屋根から地上を見るほど怖くないですよ" ということを伝え，"頭の形に凹んだ枕よりも，ふんわりしていたほうがなんだか頭を乗せたくなりそうだ" などと考えながら枕をふんわりとさせました。枕の位置は，"これから誘導する寝かせ方をすると，楽に頭を乗せられそうなのはここかな？" "田中さんから見て目標にしやすいのはこの辺りかな？" という場所を選びました。そして，ベッド面を強く押している田中さんの右手は，倒れたくなくて突っ張っているとアセスメントし，寝かせようと右側に向けて押してしまうと恐怖心が強まると考えて，自分の腕を田中さんの左肩にまわして"少し腕に寄りかかっても大丈夫，倒れませんよ" ということを感じてもらう。そして，"ふっ" と右手の力が抜けるように誘導して，その瞬間に右手をベッド面で滑らせるきっかけをつくったようです。そうすると肘もつけて，そのまま上手にベッド面に身体がもたれていって，頭も目標の枕にうまく乗せられました。

◎ まとめ

　起きること，寝ることは活動するうえで，始めに必要なことです。一人で寝たり起きたりできないと生活の自由が制限されるので，私たちは早期に起居動作の自立に向けてかかわりますが，実際の場面ではNSもセラピストも意外に苦労しているようです。歩行が自立していても起き上がりや寝ることに苦労して，「寝ているのも楽じゃないよ」という患者さんもいらっしゃるので，私たちは寝ているときの姿勢や起き上がるとき，横になるときの身体の動きを注意深く見て，触って感じ，"今は楽な姿勢なのか？" "次の動作につながる動きになっているのか？" をアセスメントして介入する必要があります。寝返りや起き上がりなどの誘導を安全に，かつ安楽

に行うためには,もちろん解剖学や運動学などの基礎医学や障がいに応じた誘導の方法を基礎知識として持っておく必要があるでしょう。しかし,実際の臨床では一人ひとりが異なる環境の中で,異なる反応をされます。私は,「これでいい」という気持ちにならず,一人ひとりに対する工夫を毎回怠らないように心がけています。私たちが患者さんに応じた方法で患者さん自身の学習を支援するために,学び続けることを大切にしたいと思っています。

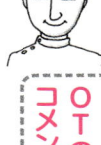

OTのコメント

　ほかのADL支援にも共通することですが,障がいを持ったために動作が困難になっている方が楽に動作が行えるようになるためにセラピストやNSが存在しているのですから,介助された患者さんがうまく動作を行えなかったときにその原因を患者さんのせいにするのではなく"自分の介助・誘導のどこが悪かったのか?"と考え,気づけることが必要です。私たちには,"今,どこにどのような問題があるから,そのような状況になっているのか?"ということを瞬時に理解して,その問題を"今,解決するために,具体的に何をしたらよいか?"の答えを探し,その点を患者さん自身が学習できるように手助けすることが求められます。

　起居・移乗の介助や誘導においても,基本は基本としてハウツー的に学ぶことは必要ですが,それはあくまでも入り口で,「ハウツー的に人の動きを見てしまいがちな悪い癖を払拭することが誘導の極み」[1)]だと思います。また,解説の②でお伝えしたかったことは,「少なくともトランスファーがうまくできるようになるためには,相手の無自覚な部分の変化に敏感になれるように心がけることが大切である」[1)]という考えに基づき,周辺の環境や患者さんの反応の観察から推測した行動です。そのうえで私たちは移乗やADLの介助・誘導において目的を達成できることを重視するのではなく,「行動を通して患者が環境との相互関係のなかで,能動的に,何を頼りに動けばよいのか,それはどのように発見できるのか,患者が自分で探索

して気づくことを手助けするような治療」[2]を行う必要があります。私たちが介助や誘導の技術を高めるためには，一宮が言っているように一人ひとりに対する工夫を怠らず，その経験を積み重ねることが大切です。そうしなければ，毎回寝たり起きたりするたびに痛みや苦痛を患者さんに強いている状況は変わらないのですから。

文献
1) 波多野直：トランスファー技術の再考―第1回　寝返り動作．日本リハビリテーション病院・施設協会誌　第78号，2002
2) 冨田昌夫，他：（総論）トランスファー―環境との相互関係で自己組織化する方法．リハビリナース　1：6-13，2008

scene 8 患者さんの元気を奪う!? リハ病棟

　池ノ上寛太氏の『リハビリの結果と責任―絶望につぐ絶望，そして再生へ』[1)]は心に残る書籍の一つです。池ノ上氏は，交通事故で障がいを受けて再生に辿りつく長い期間，看護やリハに感じた屈辱感や絶望感，涙がボロボロこぼれ落ちる体験を語っています。「患者にとって肉体的なリハビリ治療が重要なことは言うに及びませんが，それと同等なほど患者の多くは心のメンテナンスも必要としていました。通常では考えられないほど神経は極細の絹糸みたいにか細くなり，先生方をはじめリハビリスタッフの一言一句に敏感に反応し，そして時には一喜一憂していました」[1)]など，いくつもの言葉に胸が締めつけられました。このシーンでは，患者さんへの言葉のかけ方や態度について考えることができた事例を紹介します。

事例紹介

伊藤さん（仮名），60歳代・男性。診断名：視床出血・脳室穿破，左片麻痺。発症から約1カ月で当院回復期リハ病棟に入院。現症：左片麻痺は上下肢とも重度で感覚も重度鈍麻。左半側空間無視があり，基本動作は全介助。口腔・左顔面の麻痺も重く，構音障害を認め，食事では食べこぼしも多い状況であった。

Key Question
- 対象者に合わせた態度や言葉かけができているか？
- 患者さんを元気にするかかわりとは？

scene 病棟で見かける患者さんの元気を奪う言動

　伊藤さんの入院翌日の昼食時，"昨日入院されたのは，あの方だな…"と思い，NSが食事介助をしている場面を見ていた。伊藤さんは，ほとんど発話がなく表情が乏しかった。座位もすぐに傾いてしまい，NSは「まっすぐ座り直しますよぉ～」と声をかけ，車いすの背後から身体を無造作に引き上げた後，何も言わずにエプロンをつけていた。左側の食事は見えないようで，「こっちにありますからねぇ～」と声をかけながら，食べ残しを口に運ぶ介助。そして「は～い，お薬ですよ～」と言いながら薬を口に入れる。うなだれるような伊藤さんの後ろ姿を見ながら，まだまだ反応も悪く大変そうな方だと僕（OT谷川）は思っていた。

　その日の午後，担当患者さんのお部屋にいると，リハを終えた同室の伊藤さんが担当OTとNSに連れられてお部屋に戻って来た。伊藤さんの移乗の様子を見ていると，「はい，まずブレーキをかけましょう！　ブレーキはここですよぉ」と声をかけるOT。移乗用の手すりに伊藤さんが手を伸ばすと，「まだまだ!!　足を下ろしてからですよ」とNS。「はい，こっちをつかまえてくださいねぇ」「じゃあ，しっかり立ってくださいよぉ」「はぃ，お辞儀するように…いち・にの・さん!!　まっすぐ立って!!」とOT。移乗して端座位になった伊藤さんを見てNSは「すごーい，伊藤さん，座れるじゃないですか!!」と…。その間伊藤さんは一言も発せず，言われるままに動いていた。僕はOTやNSの声のかけ方が気になりながらも，伊藤さんはまだ多くの指示が必要な方なのだろうと思っていた。

　それから数日後，担当OTの週休日に僕が伊藤さんの作業療法を行うことになった。前日に申し送りを聞いてカルテを確認すると，伊藤さんは現役の会社役員で，そのほかにも多方面でご活躍されていた方だと知った。当日の朝，時間の連絡を兼ねてお部屋にご挨拶に行くと，「よろしくお願いします」の一言。はっきりした挨拶にこれまでと違う伊藤さんを感じた。「こちらこそ，お願いします」と

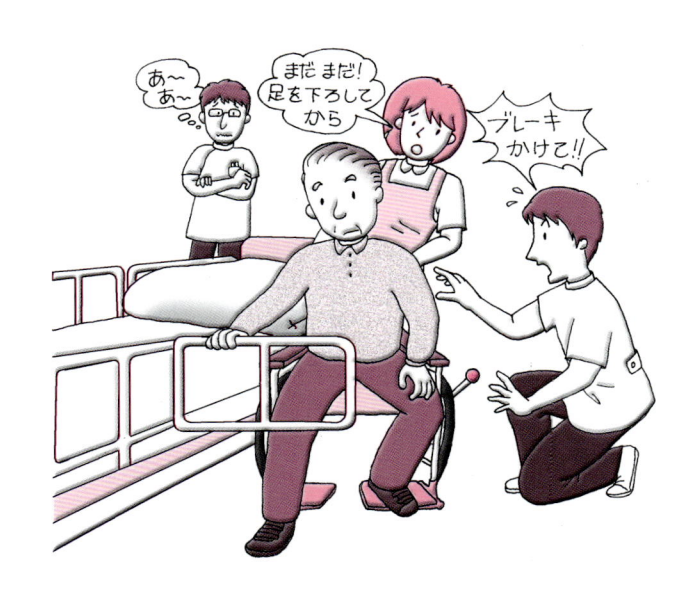

お伝えし，夕方あらためて伊藤さんの病室にうかがい，作業療法を始めた。麻痺は重度で随意的な動きはないが，バランスは良く立位保持や移乗は軽介助で行えることが確認できた。申し送りでは歩行を行っていないということだったが，歩行の評価を実施すると，介助量は多かったが指示に応えようとする反応は良好だった。

伊藤さんは，作業療法の合間にいろいろなお話もしてくれた。経営されている会社がどのような会社で，どのくらいの従業員がいるのか。少年スポーツチームの監督をしていることや，そのチームの成績が県内でも優秀なこと，そこにかける情熱など…。僕はそんなお話を聴きながら，それまで見ていた表情と異なり，笑顔も交えながら監督業について教えてくれて，熱心にリハに取り組まれる伊藤さんを担当しながら目頭が熱くなった。"あのとき見過ごしてしまった，まるで子ども扱いするようなスタッフの対応はなんだったのだろう"と…。

ベッドに横になっていただいて終了のご挨拶をすると，伊藤さんは右手を差し出して「これからもよろしくお願いしますよ…本当に

お願いします。またみてください」と僕に頭を下げられた。

シーンをとおして伝えたかったこと

① 社会人として当たり前の態度で接する

　伊藤さんが僕に，「これからもよろしくお願いしますよ…本当にお願いします。またみてください」と頭を下げられたのはなぜか？その理由を考えました。

　一つはプログラムの立案も含めた治療技術的なことです。患者さんが獲得したいと思っている課題を段階づけ，「できた」と実感していただけるプログラムの決定とそのための誘導技術などがそれにあたると思います。こちらがうまく誘導できていないのに，"あーしろ，こうしろ"と指示を出してしまうと患者さんは困惑します。うまくできない原因を即座に判断し，環境を整え，誘導を加えながら能力を発揮できる状況をつくる。そして，患者さんが能動的に自分でできる動作を確認し，自信につなげていく支援が私たちには求められます。

　二つ目は，見た目の年齢からくる安心感もあるかと思います。若いスタッフに比べたら，あきらかに僕は"経験が長そうなオジサン"です。ベテランと呼ばれる人たちにはそんな利点もあるでしょう。

　でも一番の理由は，僕が伊藤さんを一人の大人として尊敬してかかわったという当たり前のことだったような気がします。逆に言えばこのような当たり前の対応をしてくれるスタッフが少なかったことが推測できます。例えば食べこぼしが多い患者さんに対して，当然のようにエプロンをつけるか，人前でエプロンをつけて食事をする気持ちを配慮して対応するかで，エプロンのつけ方や言葉かけに差があらわれます。車いすのブレーキを指導するにしても「移乗の前にはブレーキをかけるのが当たり前」だと思っているか，「いまブレーキをかけられない理由を患者さんの立場で考えるか」の違いで対応は異なります。丁寧な言葉で話しているつもりでも「上か

ら目線」で伝えている場面が少なくないと感じています。

② 現場で後輩と一緒に患者さんをみる意味

　病棟ではチームで患者さんに対応しているので，先輩ができるだけ後輩のリハ場面にもかかわることが必要だと思っています。僕はその後，伊藤さんの作業療法を積極的に後輩と一緒にみて，移乗や歩行の誘導方法を確認しながら伊藤さんの持っている能力を後輩に感じてもらうようにしました。経験が少ないスタッフがリハをうまく実施できていないときは，「自分で治そうと気負いすぎて空回りする場合」や「思いどおりにリハが進まないときに，患者さん側に理由を押しつけてしまう」「自分の無力を反省するだけで終わってしまい，具体的な解決策を検討できず先に進めない場合」などがあるようです。そのような後輩には，プログラムの選択や実施手順，誘導方法を工夫することで，患者さんの能力が引き出される経験を積んでほしいと思っています。

　僕はその日のリハが終わったときに，患者さんが翌日のリハに何か期待が持てる終わり方を心がけています。患者さんに"この人といたらちょっといい気分になれる""よくなっていくような気がする"と思っていただけるための技術と態度をスタッフの皆が身につけられることが目標です。

◎ まとめ

　回復期リハ病棟の利点の一つに，リハスタッフが複数で患者さんにかかわることがあります。伊藤さんには，退院されるまで責任を持って僕も一緒にかかわるということをお伝えし，病室にもできるかぎりお邪魔して様子をうかがいました。伊藤さんはその後も，若いOTが担当していることを嫌がることなく，担当OTに笑顔で「ちゃんと谷川さんから学びなよ」とお話され，僕には「○○さん（担当OT）は，最近頑張ってよくみてくれるよ」と報告してくれました。人を育てることの大変さや人が成長する過程をよくご存じの

方であったと感じています。僕は後輩の指導に対する悩みを伊藤さんによく相談し，いつも適切な助言をいただき，ご自宅に退院された今でも，たいへん尊敬できる方だと慕っています。

冒頭で紹介した池ノ上氏は，ある病院でのリハに疑念を感じ，失意の底で「リハビリにプロ意識はあるのか？」と心の叫びを伝えてくれています。5カ所目のリハ病院で，やっと心身ともに回復し自宅退院されますが，どん底から自信と意欲を引き出させたものは，「院長の温かい一言」や「スタッフの丁寧な説明や工夫や熱意，目の輝き」など本来リハ病院にあるべきものに，そこでやっと巡り合えたことでした。多くのスタッフがちゃんとした医療を提供していたとしても，チームの誰かが心ない言葉や態度で接すると，せっかく膨らみかけた意欲や希望が針で風船を割るようにいっぺんに壊れてしまいます。そのことを先輩の立場にある者は伝える責任があると思っています。

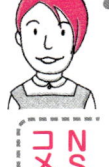

NSのコメント

この日の夕方，谷川は「今日，こんなことがあってね…」と私にも話してくれました。私も気にかかっていた患者さんだったので，さっそく看護の中でも対応を考える機会をつくりました。

接遇に関しては，病棟のスタッフルームにもポスターを張って意識づけができるようにしています。しかしスタッフが「また忘れてる」とか「ちょっと待ってて」など，冷たく感じる言葉を患者さんに発しているのをときどき耳にします。医療者である私たちの言葉や態度が患者さんの自尊心を傷つけ，元気を奪っているかもしれないということをもっと意識するべきだと感じました。今回の事例のように，患者さんが持っている力を引き出そうと考えて対応したことで伊藤さんが作業療法の合間に自分の会社のことなどの話をしてくださったように，かかわり方の差で患者さんが笑顔になったり，元気になったりするのだと思います。こちらがちゃんとした対応をすると相手の反応も変わってくるのだということを"一生懸命やっ

ているのにうまくいかない"ともがいているスタッフに経験してもらう必要があることを感じました。

文献
1) 池ノ上寛太：リハビリの結果と責任―絶望につぐ絶望，そして再生へ．三輪書店，2009

COLUMN
事例報告会

　今日も仕事の帰り道，車を運転しながら胃がキリキリと痛みました。"あれでよかったのか？""いや，きっとよかったはず。それが自分の役割なんだよ""でも，もう少し違った伝え方があったのかも…"と頭の中でことばが巡ります。

　新人OTの事例報告があった日の帰り道でのことです。当院では毎年秋頃に，その年に入職した新人OTが事例報告を行います。4月に就職して半年，誰もが通る最初の舞台です。それぞれが不安と緊張の中で指導者とまとめた成果を発表するので，「よく頑張ったね」と褒めてあげられればいいのでしょうが，そうならないことがほとんどです。

　パソコンで打ち出された整然とした文字列は，体裁が整えられたかたちでレジュメが完成しています。でも，その中からOTとしての事例への想いを探っていると欠けているものがいくつも浮かび上がってきます。患者さんの生活に思いを寄せて，退院後の暮らしを想像し，そのために何をすべきかという視点が欠けていると胸の中の「作業療法の魂」みたいな部分がうずき始めます。

　「○○の表現はあなたの思い込みではないのか？　患者さんは本当にそう希望しているのか？」「こんなゴールの設定では，作業療法がかかわる意味がない」「具体的に何を問題として，何を考え，どのようなアプローチをしたのか？」と僕の中で譲れない部分を伝えるときは，口調もきつくなっているのだと思います。実習に来た学生や他施設が集まる事例報告会で意見を言うときは，その後のフォローができないので慎重にことばを選ぶようにしていますが，職場内では「こんなのは許せない」と思ったことが正直に表情や口調に出てしまうので後から胸が痛むようです。それでも伝えなければならないことを伝えるのは，先に歩いてきた者の役割なのだと思うようにしています。言った以上は自分の臨床もさらしているわけですから，見られている背中を意識して臨床を続けることが必要ですが，それも臨床で働き続けるためには必要な覚悟でしょう。

　事例報告会の後，指導者と泣きながら反省会をしている姿を遠くで見守りながら，伝えたことばが彼らの「作業療法の魂」を育てる種になればと期待しています。自分の考えが必ずしも正解ではないと思いますが，ためらいつつも覚悟を持って伝えていかなければと思っています。

scene 9 「娘のコンサートに歩いて行きたい」をかなえたきっかけ

　今まで歩いて生活していた人にとって，突然の障がいで自由に歩くことができなくなることのつらさは，私たちの想像を超えるものだと思います。リハでは歩行の自立を目標にすることが多くありますが，ただ歩ければよいわけではありません。歩いて目的を達成することが人の暮らしの中では大切なことです。このシーンでは，一つのきっかけを契機に，ご本人の希望がかなうまで歩行が改善した事例を紹介したいと思います。

事例紹介

高田さん（仮名），60歳代・男性。診断名：多発性脳梗塞，左片麻痺，失調と注意障害あり。脳梗塞の既往があったが，車を運転して健康増進教室に通っていた。今回は2回目の発症で，発症から2週間で当院回復期リハ病棟へ入院。上下肢の麻痺は軽度であったが，感覚障害と失調のためバランスが悪く，起き上がりや移乗には介助が必要であった。左側へ注意が向きにくく，左側にぶつかることや車いすの左ブレーキを忘れることが多かった。

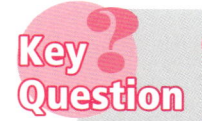

Key Question

- 患者さんの希望を優先してかかわるために，スタッフが行うべき評価とは？
- 現状から，次の段階に進むためのきっかけをつくるには？

scene 9 「娘のコンサートに歩いて行きたい」をかなえたきっかけ

scene 患者さんの希望をかなえるために，思い切って屋外歩行にチャレンジ

　入院から1カ月経過した頃，高田さんは作業療法の時間に病棟廊下で歩行練習をしていた。失調と感覚障害があるためにぎこちなさはあるが不安定さを感じることはなく，私（NS一宮）が足を止めて「こんなに歩けるのですね」と声をかけるとピースサインをしてくれた。作業療法後「歩く練習は疲れますか？」と私が声をかけると，「まだ大変だけど，早く歩けるようになりたい。1カ月後に横浜で娘が初めてピアノ演奏会をするから，そこに行くために歩けないと困る」と話をされた。

　その日の夕方，担当のPT，OTに高田さんの希望を伝えた。そのうえで「病棟での歩行量を増やしたいので，トイレや食事のときにNSの見守りで歩行が始められないか？」という提案をした。しかしPT，OTからは，「まだ筋緊張も高いから歩行量を増やさないほうがよい。注意の問題も大きいから，病棟では集中できなくて危ない」「屋外を歩くなんて無理です。演奏会には車いすで行くほうが現実的です」という答えだった。私が見ていてNS介助でも歩行練習できるレベルだと感じたことや，筋緊張亢進もあるだろうが短い距離の歩行を繰り返すことも必要だし，筋緊張を自分でコントロールするような指導をしたらどうかという提案をしたが，「今はまだ危険です」という答えだった。

　あきらめきれない私は，OTの谷川さんに歩行の様子をみてほしいと依頼した。谷川さんはすぐに高田さんの病室に行き，歩くところをみてくれた。「大丈夫そうですね，ちょっと外も歩いてみましょうか」と屋外で歩行練習をすることになったので，私は「せっかく外に出るのだから，裏のケーキ屋さんでお茶でもしてきたらどうですか？」と提案した。

　1時間後，高田さんは満足そうな表情で，私のところへケーキをお土産に持ってきてくれた。谷川さんに評価の結果を聞くと「まだ耐久力はないから，後半は少し大変そうだったけど，歩行の機会を

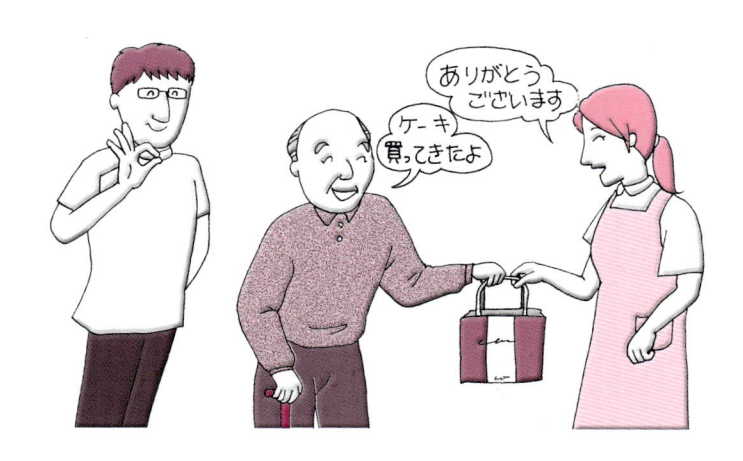

増やしていけば1カ月後の演奏会には歩いて行けそうですよ。ケーキも自分で持って歩けたし…」と伝えてくれた。そして，翌日から病棟での歩行を積極的に進めることになった。

シーンをとおして伝えたかったこと

① 問題点を理解したうえでチャレンジする姿勢と技術

　PTやOTによる歩行訓練は実施されているのに，病棟生活は車いすのままになっていることがよくあります。リハの場面を見てNSの介助でも歩けそうでも，生活の中で歩行を取り入れるタイミングが遅れてしまうことに疑問を感じることもあります。理由を聞くと，「筋緊張が高いから，歩行量を増やして痛みが強くなったら困る」とか「注意障害があり，人が多いところでは注意がそれて歩容が乱れ，転倒の危険がある」などです。麻痺や感覚障害が完全に回復することはなく，注意障害も簡単には改善しません。だから，問題点ばかりに注目して具体策が滞らないように，もう少し患者さんのできることや持っている能力を把握して，そこを利用することに目を向けてほしいと思います。そして，自分で判断がつかなければ，チームのメンバーと検討したり先輩に聞いて，もっとチャレン

ジする姿勢が大切だと思います。すぐに「無理です」「危険です」と言わないで，「試してみましょうか」という気持ちとチャレンジできる技が必要だと思っています。

② 手段ではなく，目的を明確にした歩行の練習を実施する

　患者目標に「屋内歩行自立，屋外杖歩行見守り」と書かれていることがあります。脳卒中を発症して車いす生活になった患者さんの多くは，「歩けるようになりたい」と希望されます。だからこのような目標を立ててしまいがちなのかもしれませんが，回復期リハ病棟のスタッフであればもう一歩踏み込んで，歩けるようになったら何がしたいのかを知って，目的を達成できるための歩行能力を獲得する支援が求められます。「歩行の自立」が目標になってしまうと訓練室や廊下を行ったり来たりする単純な歩行訓練になってしまったり，患者さんも「歩くこと」が目標になってしまい，一生懸命歩行練習はするけれど生活場面では車いすになってしまいがちです。高田さんは「1カ月後に歩いて娘の演奏会に行く」という明確な目標を持っている方でした。ですからスタッフはその目標を達成するために，「どれくらいの距離を歩く必要があるのか？」「どんな路面を歩くのか？」「何を着て，何を履いていくのか？」「誰と歩くのか？」などいろいろな課題を解決しなければいけません。このようなことは，知識として皆が知っていることです。しかし大切なことは，次の段階にステップアップするきっかけを逃がさずに取り組むことだと思います。

まとめ

　歩行というとPTやOTが主役で，NSがどのように介入するのか悩むこともあるでしょう。でも，生活の中で実用的な歩行ができるようにするには，NSやケアワーカーが歩くきっかけをつくることや歩くことの目的を見つけることが大切です。そして，歩行介助がうまくなることや歩行能力の評価ができることも必要ですから，

病棟廊下で歩行練習をしている患者さんの横を通り過ぎないで，足を止めてその表情や歩き方に注目したいと思っています。

　谷川さんの介入をきっかけに高田さんは翌日から生活の中で歩行することが増え，すぐに病棟内の歩行が自立しました。耐久力もつき，娘さんの演奏会にはスーツを着て歩いて出かけることができました。

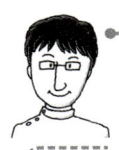

OTのコメント

　PTやOTが専門性を発揮して，長期的な視点で歩行能力を拡大するための基本的なアプローチを行うことは重要なことです。ただそれがセラピストの自己満足ではなく，より正確な予後予測に基づくアプローチでなければならないということを，このシーンでは伝えたいと思いました。

　高田さんが退院されて数カ月後，僕と一宮は高田さんのお宅を訪ねました。そのときの高田さんは，T字杖を使って一人で自宅前の砂利道や近所を散歩できるまで回復されていました。しかし，そのことよりも印象に残っていることがあります。高田さんは奥様と二人暮らしをされていたのですが，二間しかない小さな借家の一部屋を占拠していたのは，大きなグランドピアノでした。そのグランドピアノが置いてある部屋の縁側に腰かけて，お茶をいただきながら僕たち二人は高田さんご夫妻から，娘さんのお話をたくさん聞かせてもらいました。「娘が小さいときからピアノを始めたこと」「高校もピアノを学ぶのに最適なところを選んだこと」「高校生の頃から，週末は東京で個人レッスンを受けていたこと」など。娘さんの自慢話をするときのお二人のうれしそうな表情は今でも目に浮かびます。そのときになってはじめて僕たちは，入院中に「娘の初めてのコンサートに行きたい」とお話された意味に少し近づけたような気がしました。今でも忘れられない思い出と教訓になっています。

scene 10 病棟という環境を利用した調理活動

　病棟の持っている雰囲気が患者・家族に与える影響はとても大きいと思います。スタッフの日頃の表情や声，動き方．掲示物や設置されているテーブルなどの備品と，そのレイアウトなどなど…。施設によっても，また同じ病院でも病棟ごとに持っている雰囲気は異なります。「なんだかほっとする」「元気になる気がする」そんな雰囲気の病棟を目指したいと思っていますが，そのための鍵になるのは，病棟スタッフが患者さんに対して安心感や自己効力感を与えられる環境を提供できているかということだと思います。このシーンでは，病棟内のOTコーナーで調理を行った患者さんに対して，ほかのスタッフがうまくかかわってくれたことが患者さんの活動によい影響を与えてくれた場面を紹介します。

事例紹介

木村さん（仮名），50歳代・女性。診断名：左被殻出血，右片麻痺。現症：入院から1カ月半経過し，上肢は補助的な使用が可。T字杖を使用して病棟内は自立歩行が可能となり，そのほかのADLも自立。軽度の運動性失語を伴っていたが，簡単な会話は可能であった。会社員である夫と二人暮らしで専業主婦をされていた木村さんは，あと1カ月程度で主婦として自宅退院することが目標となっていた。

Key Question
- リハの目標を達成するために，時間や場面の設定に配慮しているか？
- 病棟職員や患者仲間の力を活用しているか？

scene 病棟OTコーナーで調理活動を行って得られたこと

　ADLが概ね自分で行えるようになった木村さんの目標は，「家庭で主婦としての役割を果たしたい」ということであったが，麻痺の回復に対しても強い期待を持っていて，家事動作の練習は，「まだ，もう少ししてからでいい」と消極的だった。そして，この日はやっと初めての調理活動を受け入れてもらえた日であった。

　発症後初めての調理を行う木村さんは，とても緊張し，「私，ちゃんとできるかな？」と不安を抱えていたので，僕（OT谷川）は夕方最後の時間枠を用いてゆったり慌てずに調理できるようにし，場所は病棟内のOTコーナーを利用して行った。材料を包丁で切ることや鍋で材料を炒めることは手際よいとは言えない状態だったが，初回の調理にしては上手に一人で工程を進めることができた。ただ，木村さんは「やっぱり思うようにいかないし，時間がとてもかかってしまう」と自信なさげに調理をされていた。

　途中何度か一宮さんが「どう？　木村さん…」と様子を見に来てくれた。木村さんは照れ笑いするように「こんなんじゃ，恥ずかしい」と言いながらも，「切り方が大きすぎない？」とか「味つけは，こんなんでいい？」と一宮さんにたずね，一宮さんも木村さんに「けっこう上手に切れたね」「最近，お野菜がまた値上がりしたのよ」などと会話を交わしていた。

　木村さんは，肉じゃがをほとんど一人でつくり上げた。途中から病棟内にはおいしそうな香りが漂い，車いすに乗った同室者のスエさんやシゲさんが応援に来たり，ケアワーカーが「わー！　いい匂い，楽しみに待っているからね!!」と声をかけに来てくれた。お腹をすかせたOTの若いスタッフも一緒になって声をかけ，楽しい場

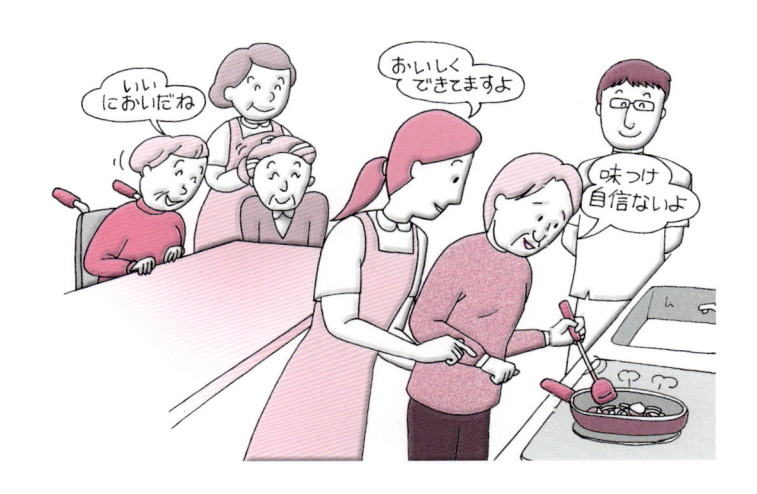

scene 10 病棟という環境を利用した調理活動

をつくってくれた。でき上がった頃には，数人の患者・職員が集まって味見をするのを楽しみにしていた。無事にでき上がり，うれしそうな表情で木村さんが肉じゃがをお皿に盛りつけていると，再び一宮さんが2，3人のNSを連れて「一緒に食べさせてください!!」と集まってきた。皆で試食しながら，職員や患者さんが「おいしい，おいしい」「すごいじゃない，木村さん」と声をかけてくれた。「今度は何をつくってくれるの？」とのNSの声かけに「何がいいかしら…」と笑顔で答える木村さんを見て，次回の調理練習にも意欲を持ってくれたことに"ほっ"とさせられた。

シーンをとおして伝えたかったこと

① 作業の目標を達成するための場の設定

　当院には病棟内のOTコーナーとは別に作業療法訓練室があり，そこには昇降式の流し台を備えた台所の設備もあります。回復期リハ病棟の患者さんに調理練習を実施する際は，設備的に整っている作業療法室を利用する場合と簡単な設備しかない病棟内のOTコーナーを利用する2つの選択肢があります。使い分けは，実施する時

間やつくる料理の内容，その方の希望などを考えて担当 OT が選択しています。今回，僕が OT コーナーを選択した一番大きな理由は，自信が持てずに調理活動を躊躇していた木村さんに少しだけでも自信をつけてもらいたいこと。そして，今後前向きに，家事動作の練習に取り組むきっかけをつくりたいことでした。自分の能力を過小評価している木村さんには，僕だけではなく何人かの人の力を借りて，背中をそっと押すようなかかわりが役立つ。病棟で調理を実施することで，それを見に来るスタッフや同室者のお仲間が自信づけるように支えてくれるであろうという期待があったということです。そのために，当日の朝のミーティングで一宮や，その日勤務しているスタッフには以上のような目的については伝えてありました。調理の手順や皮を剥く，切るなどの作業工程の練習が必要な場合は集中できる環境のほうが適している場合もありますが，この日の木村さんの調理には僕と二人だけでコツコツ作業を行うよりも，人が集まる場の効用がいいきっかけになってくれればと考えました。

② 病棟職員や患者仲間の力を借りた支援を行う

南雲直二氏[1])は，障がいを持たれた方の苦しみの緩和に最も大切なのは，"慣れること""元気であること"そして"自信を持つこと"の3つである。そして，"自信"が成立するためには，第三者を含めた広がりの中で"活動"が完結することが，個人の中で"活動"が完結するよりも，より強い効果があるということを述べています。木村さんの場合で考えると，集まってくれた患者・スタッフが「すごいね，できるじゃない！」「おいしい，おいしい！」と喜んでくれたことや一緒にテーブルを囲んで試食会を行えたことがより活動に広がりを持たせ，「自分でも役割が果たせる」「人が自分の作業で喜んでくれる」という経験が自信づけに役立ったのではないかと思いました。

scene 10 病棟という環境を利用した調理活動

まとめ

　僕はめっきり料理をつくる機会が減り，「料理」という作業に関しては若干の苦手意識があります。OTであるので，料理も裁縫も手芸もそこそこには行えますが，日常で繰り返し行っていることではありません。また，調理の場面で患者さんと交わす言葉も，"女性同士，主婦同士だともっと広がることもあるのだろうな"と感じることがあります。そんなことを感じながら，以前は苦手意識を多少持ちつつ家事動作の支援を行っていたのですが，回復期リハ病棟でリハを行うようになり，周囲のスタッフの協力を求めることで解決できたこともあります。例えば，OTスタッフは病棟のOTコーナーを拠点にしているので，自分が担当したことがない患者さんの日頃の様子も観察しています。OTコーナーで作業をしている患者さんの状況や活動に応じて声をかけたり，時間があれば活動にも参加してくれます。また，NSやケアワーカーはケアの場面で患者さんとより近い距離で日常にかかわってくれている関係を生かして，OTの活動に参加する場合もあります。そのような雰囲気づくりができるとOTコーナーや病棟内が交流しやすい場になり，入院中にできる患者さん同士の良好な関係もうまく生かせる場として活用できます。病棟という小さな社会の中で，病棟スタッフ全員が自分らしい役割を見つけて行動することを意識していれば，病棟でスタッフがチームとしてかかわる意義が深まるように感じています。

NSのコメント

　調理に限らず，家事は自分のために行うというより誰かのために行うという意味が大きいことです．私も食べてくれる誰かがいなかったら，頑張っておいしいものをつくろうなんて思いません．人は誰かのために"役立っている"ということを感じていたいものです．私は，障がいを持っても，今まで果たしていた役割を"もう一度できる""喜んでもらえる"と感じられるような支援を心がけて，OTコーナーからよい匂いがすると必ず足を運んで患者さんに声をかけるようにしています．家事に限らず今まで行っていた役割をもう一度担えるような支援をチームで行うことが大切です．セラピストにはもっと自由に病棟という環境を利用したリハをしてほしいと思っています．

文献
1) 大田仁史（監），南雲直二（著）：リハビリテーション心理学入門―人間性の回復をめざして．荘道社，pp48-65，2002

COLUMN
掃除の神様

　トイレにはキレイな女神様がいて，毎日トイレ掃除を頑張ると女神様みたいにべっぴんさんになれるという歌がヒットしました．べっぴんさんになりたくてトイレ掃除を頑張った女の子がどのくらいいたかはわかりませんが，有名企業の社員たちは頑張ってトイレ掃除をしているようです．大森 信さんは，社員がトイレ掃除をきっちりできるようになると会社がよくなる理由を理論的に究明しています（大森 信：トイレ掃除の経営学—Strategy as Practice アプローチからの研究．白桃書房，2011）．イエローハット創業者の鍵山秀三郎氏のトイレ掃除は有名な話であり，日本電産の永守重信社長は1年間のトイレ掃除を新入社員の必須にしているとのこと．トイレ掃除に限らず日本の企業では5S（整理・整頓・清掃・清潔・躾）を徹底している企業がたくさんあり，大森さんはさまざまな企業の5S徹底の効用を調査・報告しています．中でもトイレ掃除を通じて新入社員は，企業が求める価値観や規律を当たり前のように身に付け，自発性・積極性と向上心や気づきも身に付けるとまとめています．さらに，新しい組織に対する適応が容易になることも提示しているので，トイレには女神様だけではなく，経営や社員教育の神様もいらっしゃるのではないかと思えます．

　こんな本を読みながら…自分の部屋の机周りを見ると，あちこちに資料が散乱し「できるビジネスマンの片づけ術」みたいな雑誌の特集を何度読んでも，一向に整理できない状態ですが…．それでも，職場だけでは整理・整頓を大切にしたいと思っています．

　さて，職場では…，繰り返し病棟OTコーナー周辺を整理するように後輩に伝えても，これがなかなか徹底できません．スタッフが昼食を食べた後に去った現場を検証すると，食べこぼしに，散乱した椅子，無造作に捨てられたカップ麺の容器から犯人像ならぬOT像が浮かび上がります．しかも単独犯ではなく複数犯．散らかし容疑のOTは，作業療法後にもたくさんの証拠を残し立ち去ります．治療道具は出しっぱなしで患者さんの作品も無造作に置き去りにするという連日の犯行に及び，検挙後に釈放してもすぐに再犯を犯す（涙）．

　認知機能が低下していたりして介助量が多い患者さんが歯磨きをして口をゆすいだ後，洗面台の食残をコップの水で綺麗に流していたり，手を拭いたペーパータオルで洗面台周りを拭いていたりします．汚すことが恥ずかしいのでしょう．次の人のことを考えることが習慣として身に付いているのでしょう．生活習慣はふとしたときにあらわれてしまうものですね…．患者さんには教えられることがたくさんあります．

scene 11 "プラトー"は私の頭の中にある
―携帯電話が使えるようになったことで，一人暮らしができた坂本さん

　厚生労働省の国民生活基礎調査によると，平成22年の高齢者世帯は全世帯類型の中で21％に達しました（平成元年は7.8％）。そして，独居老人世帯も増加の傾向にあります。

　一人暮らしをされていた方に自宅退院していただくためには多くの課題があります。このシーンでは重度の記憶障害を抱えながらも，携帯電話を使用した記憶の補助を行ったことで，ご本人が希望する一人暮らしが可能になった事例を紹介します。

事例紹介

　坂本さん（仮名），70歳代・女性。診断名：脳梗塞（左側頭葉，後頭葉）。発症から25日目に当院回復期リハ病棟に入院。あきらかな麻痺はないが，流暢性失語と記憶障害あり。歩行は自立していたが時間や場所の混乱があり，すべての行動に促しや見守り，確認が必要であった。流暢性失語のため「わかった，わかった」とニコニコしながら答えても，行動に移すことは困難であった。

　夫は10年前に他界し，その後アパートの2階で一人暮らしをしていた。美容師をしている娘は車で30分ぐらいのところに住んでいる。発症前，買い物は娘と一緒に行き，それ以外は自立して生活していた坂本さんは自宅への退院を強く希望されていた。

scene 11 "プラトー"は私の頭の中にある―携帯電話が使えるようになったことで，一人暮らしができた坂本さん

Key Question

- カンファレンスで，新人スタッフの意見をくみ取れているか？
- 少数の意見・発想も大切にして，皆で協働した取り組みができているか？

scene 新人OTの熱意でカンファレンスの方針が動き，自宅退院できるまで

　入院して2カ月経過した坂本さんは，病棟の中では迷うことがなくなり，言語機能も改善して日常的なことの理解はできるようになっていた。しかし，食事や入浴などの動作自体はできても，すべての活動は声をかけて促さないと始められないことや，食事をしたことを忘れてしまうという問題が残っていた。入院から2回目のカンファレンスで「促しがないと何もできない状況では，一人暮らしは困難だろう」とチームでは判断したが，1年目のOTが「動作はできるのだから，なんとかして元の生活に戻れるようにしたい」と主張した。たしかに促しや確認ができれば動作は最後までできていた。そこで，「最低限何ができれば一人暮らしに戻れるのか？」という視点で再度家族を含めてチームで話し合いを行った。その結果，薬の内服確認，食事や着替え，入浴や洗濯などを行ったかどうかの確認ができると一人暮らしができるのではないかと考え，確認する方法を検討した。娘さんは美容室を経営しているので自由に電話をかけることが可能であり，坂本さんも発症前から携帯電話を使用していたため，娘さんが携帯電話に電話をかけて行動を確認する方法を試みることにした。そのためにOTは携帯電話の受け方を繰り返し練習し，STは本人が理解しやすいように携帯電話の受信ボタンへの表示を行い，PTもリハ時間前に「今からうかがいます」と電話をかけることを実施した。NSも薬の内服確認や食事，入浴への誘導，洗濯をしたかどうかの確認などをステーションから坂本さんの携帯電話に電話して行動を開始することができるかを確認した。始めのうちは携帯電話の操作ができずに，電話に出ることがで

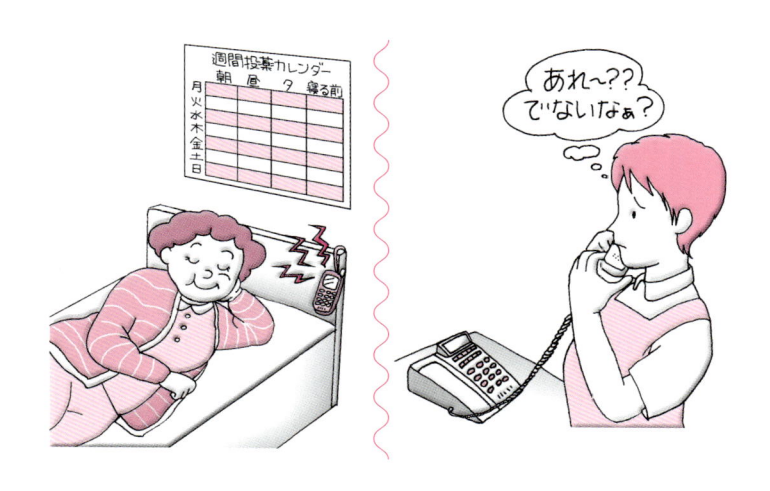

きなかったり，ボタンを押し間違えて電話を切ってしまったり，誤って電源を切ってしまい「おかけになった電話は…」と通話不可のアナウンスが流れることも多かった。それでも OT や ST による携帯電話を用いた練習や操作がしやすくなる工夫を継続し，皆であきらめずに電話を活用したことで，1カ月後には電話を受けること，電話で言われたことに答えて活動を開始することができるようになった。そして，何度か試験外泊を行って娘さんにも携帯電話の利用を試してもらった結果，離れた場所からでも安全確認や行動の確認ができたため，坂本さんも娘さんも安心して一人暮らしに戻ることができた。

シーンをとおして伝えたかったこと

① チームメンバーの意見を大切にする

カンファレンスでは，チームメンバー全員の評価結果や方針を確認して目標設定がなされると思いますが，発言力の強い人の意見に全体が動いてしまうことや，医師や先輩の評価や方針に対して新人スタッフが異なった意見を言えないこともあるのではないでしょ

scene 11　"プラトー"は私の頭の中にある―携帯電話が使えるようになったことで,一人暮らしができた坂本さん

うか？　私（NS一宮）も病棟師長という立場なので，意見を言うときには慎重に，そして若いセラピストの意見にも耳を傾けるようにしていますが，自分の意見を主張し過ぎてしまい，ときどき反省することもあります。

　坂本さんの担当スタッフはOT以外，医師をはじめPT，ST，NSが皆ベテランでしたが，記憶障害が重度であり，失語もあった坂本さんの一人暮らしは難しいと判断していました。新人OTが「どうして家に帰れないんですか？　どうしても家に帰してあげたい‼」という思いを発言していなかったら，坂本さんは施設に入所していたかもしれません。新人OTには自宅に帰すための具体的な戦略はありませんでしたが，患者さんの希望をかなえたいという強い気持ちがあり，そのことがチームを動かしました。

　どんな意見でも，しっかり受け止めて真剣に話し合える雰囲気，どんな意見でも言ってもよいという雰囲気を私たち先輩は意識的につくる必要があります。

② 発想を転換し，アイデアを出し合い，全員で目標達成に向けて取り組む

　始めは，それぞれのスタッフの評価結果から多くの問題点が抽出されてしまい，「一人暮らしは難しい」という結論が導かれていました。ですから「坂本さんが一人暮らしをするためには最低限何ができればいいのか」と発想を転換して再検討しました。そうしたことで目標がシンプルになり，具体策が立てやすくなりました。

　携帯電話の使用にしても，電話の「かける」機能を利用するためにはご本人が必要性を判断して連絡をとる能力が必要になりますが，「受ける」機能であれば，呼出音が鳴ったら取ることができればいいので単純です。患者さんの能力に応じた方法をそれぞれの職種が評価や情報を持ち寄り検討することで，たくさんのアイデアが生まれ，より効果的な方法の選択ができます。目標がシンプルで，具体策が適切であればチームメンバー全員が納得したケアを行うことができ，すぐに成果が出ないことでも，皆が続けられるのでは

ないかと思います。

　坂本さんが「もしもし」と電話に出てくれ，「薬を飲みましたか？」の問いかけに「忘れてた。今から飲むよ」と言って薬を飲んでくれたことを確認できたときには，スタッフ皆でバンザイしました。

まとめ

　この事例を通して，「『障がいがあっても，ご本人がしたい生活』への支援にあきらめず取り組むことが大切」だということを，あらためて学び経験することができました。

　「あきらめずに取り組むことが大切」。言葉にすると，当り前すぎることですが，このことが本当に，いつもできているのかと思うとそうではないような気がしています。

　坂本さんが一人暮らしできたことで，患者さんやご家族を含めたチームが目標に向かって一つになれたときに大きな力が発揮できるということを，かかわったスタッフが実感できたと思っています。このようなかかわりがいつでも，どの患者さんにもできるように，一人ひとりの意見を尊重して個の力を伸ばすことからチーム全体の力を上げていくことが私たちベテラン（？）の役割なのだと思います。

　坂本さんは退院されて2年になりますが，今も一人暮らしを続けています。ときどき電話をすると「もしもし」と元気な声で電話に出てくれて，世間話ができるようになっています。

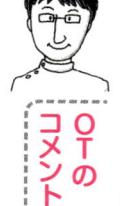

OTのコメント

　大田仁史氏が，障がい者の方々と一緒に沖縄旅行をされたときのことを振り返り，「このときほど，専門家の仕事は，障害者の可能性をどれだけ見い出すかであって，不可能なことに理由をつける仕事ではない，ということを身にしみて感じたことはありません」[1)]と記述されています。また，中村春基氏は，「生き生きと生活している

『元患者』さんと接するにつけて，希望を潰しているのは『私』ではなかったのかとつくづく思います。そして『プラトーは私の頭の中にある』と思っています。『変えれない』のは自分であり，利用者の方々は『変わりたい』と思っていることを肝に銘じて，厳しく臨床技術を磨いていきたい」[2)]と述べています。二人の尊敬する大先輩の足元にも及ばない経験ではありますが，僕のような者でも，「回復の見込みがない」と言われた人が奇跡のように元気になって社会復帰され，人間の持つ潜在的な力を実感させられた経験が何度もあります。この事例を通して，「専門家の仕事は，障害者の可能性をどれだけ見い出すか」「プラトーは私の頭の中にある」この言葉を，さらに強く胸に刻んでおきたいと思いました。

文献

1) 大田仁史：新・芯から支える．荘道社，pp122-123，2006
2) 中村春基：私が教えられた患者・利用者さんたち．OTジャーナル　41：962，2007

scene 12 病棟内での「集団」を利用したかかわり

　2006年に集団でのリハが診療報酬の算定項目から除外されました。STが行う集団コミュニケーション療法は2008年に算定対象になりましたが，それ以外の集団療法の算定は除外されたままです。しかし，現場で働いている私たち自身も患者さんも社会の中で人と人のつながりの中で暮らしています。そのため，私たちは「集団」が持つ安心感や連帯感など，さまざまな場面で感じることがあります。私たち自身も患者さんも社会の中で人と人のつながりの中で暮らしています。そのため，私たちは「集団」が持つ安心感や連帯感など，さまざまな効果を知っておく必要があると思います。今回は病棟でNSがつくった集団の場を作業療法で活用した事例について紹介します。

事例紹介

　吉田さん（仮名），70歳代・男性。診断名：脳梗塞・右片麻痺。現症：右片麻痺は中等度。入院時はADL全介助の状態であったが，促せば起き上がりや歩行も介助下で行えるまで改善していた。しかし，日中は覚醒レベルが低下していることが多く，リハの実施中もすぐに目を閉じて眠ってしまう状況であった。入院から1カ月が経過した時点で退院先は老人保健施設に入所することが決定しており，担当OTは退院まで機能維持とADL介助量の軽減を目標に，ROMex（関節可動域訓練）や歩行を中心としたリハを継続していた。

scene 12 病棟内での「集団」を利用したかかわり

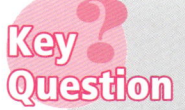

Key Question
- 集団の効果を知り，必要に応じて集団の「場」を活用しているか？
- 集団の持つ安心感や所属感を提供し，社会生活への適応を促す活動を取り入れているか？

scene 個別のリハでは反応が悪かったが，集団の中では笑顔を見せた吉田さん

　担当 OT が休みの日に，僕（OT 谷川）が吉田さんの作業療法を実施することになった。それまでも数回担当する機会はあったが，申し送りの内容は麻痺手の維持的な ROMex を行うことと，その間に吉田さんが好きなコーヒーを入れて水分摂取をしてもらい，少しでも覚醒を促すこと。そして病棟廊下で移乗や歩行練習をすることが中心であった。吉田さんは，僕が麻痺手を動かしている間もすぐに目を閉じてウトウトしてしまう。声をかけると目を開かれるが，表情はうつろなままだった。コーヒーを差し出すとカップに手を伸ばして一口すすられるが，直後にまた目を閉じてしまう。歩行練習は介助すれば 10 m ほどの距離を数回歩いていただくことはできていたが，そのことが吉田さんの退院後の生活にどのようにつながるのかと悩みながらかかわっていた。

　ROMex を行っている間，目の前の食堂では NS の一宮さんが 5，6 名の患者さんを集めていた。病棟に飾る「雛人形づくり」の作業をしている患者さんたちに，おやつを出す準備をしながら，食堂周辺に座っていた患者さんを集めていたようだった。張り子で雛人形をつくる活動は，一人で過ごしていると落ちつかない患者さんが多いこともあって一宮さんが OT に依頼して始めた活動だった。一宮さんは患者さんたちに，「病棟のために手伝ってもらって…ありがとうございます」と声をかけては，ときどき一緒にお茶を飲みながら談笑していた。

　その日は，どこからか八朔（はっさく）を手に入れてきて，それを患者さんと一緒に味わっていた。隣接している OT コーナーにいた僕と吉田さ

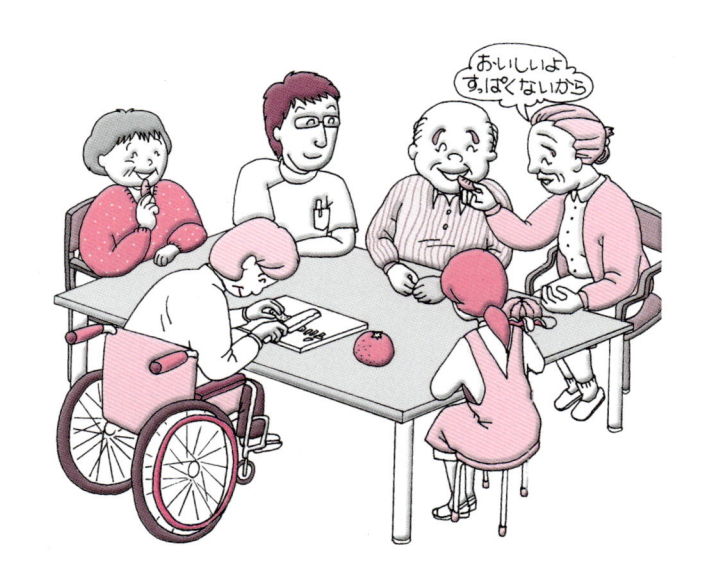

んのところまで柑橘系のおいしそうな香りが漂ってきたので，僕は吉田さんを連れて仲間に入れてもらうことにした。そこでは，いつの間にか役割分担がなされていた。八朔の皮を剥く患者さん，剥かれた皮をマーマレードづくりに利用するため包丁で刻む患者さん，そして作業の手を休めて食べるのが専門の患者さんなど…。僕が吉田さんに「吉田さんも食べますか？」と問いかけると「うん」とうなずかれた。すると，隣にいたヨシさんが手に持っていた剥きたての八朔をひと房，「おいしいよ！　そんなにすっぱくないから」と言いながら吉田さんの口の前に差し出した。吉田さんは目をぱっちり見開いて，今まで見たことがないような笑顔でパクンと八朔を食べた。「おいしい？」とヨシさんがたずねると，うれしそうな表情でうなずいた。それからヨシさんは僕と吉田さんのためにせっせと八朔のひと房，ひと房を丁寧に食べやすいように剥いてくれた。吉田さんは先ほどまでとまったく違うにこやかな表情で八朔を食べ，周囲の状況に目を配り，問いかけに笑顔で反応していた。僕はこれまでの作業療法に不足していた点に気づき，これから老人保健施設

へ退院するまでに集団を活用することの試みを担当のOTに申し送ることにした。

シーンをとおして伝えたかったこと

① 患者さんの状態を一つの側面から見て決めつけず，環境やかかわりを工夫する

　僕は吉田さんの申し送りを受けて，吉田さんは覚醒レベルが低い方であると思い込んで作業療法を実施していました。患者さんの作業療法を代行する際には，申し送りを鵜呑みにせずに患者さんの問題点を参考にはしても「真に受けない」ように注意しながら，担当者が気づいていない利点を見つけようと心がけていたのですが，吉田さんにはそのことができていなかったことを反省させられました。個人療法では見い出せなかった吉田さんの元気で素敵な表情を持つ一面を，集団を通して初めて見つけることができました。そして，それまでの病棟生活やリハの場面が吉田さんにとって望ましい環境になっていなかったことも大きな反省点でした。

② 日頃の協働が集団・場の活用にも結びつく

　僕が吉田さんを集団に誘ったのは，単に八朔の香りに誘われたのも事実ですし，吉田さんのアプローチに対して行き詰まりを感じていたからでもあります。そして，もう一つは一宮がそこにかかわっていた安心感もありました。その安心感は何だったのか振り返って考えると「打ち合わせなしでも吉田さんをうまく受け入れてくれて，吉田さんの元気を引き出してもらえるのではないか」という期待や「集められた集団のメンバー一人ひとりに配慮したかかわりができる」という信頼感だったような気がします。集団の中で楽しい雰囲気をつくるために臨機応変に対応するのは難しいことではありますが，日頃の業務の中で理解し合えていることやお互いの信頼感が一緒に集団にかかわる際には重要になるのだと思っています。

◉ まとめ

　効率的な医療を求める制度の中で，エビデンスが明確な個別療法に着目させられがちな私たちは，集団を活用する利点を見失い，そのスキルも失ってきているのかもしれません。「診療報酬制度で認められなくなったから集団訓練が不必要になった，とは言えないと思います」「人は気持ちが動かなければ体は動きません。その，心を動かすのが集団の持つ力です」と大田仁史氏が『脳卒中者の集団リハビリテーション訓練の13原則』[1]のあとがきで述べています。回復期リハ病棟では，個別のリハを積極的に実施している状況です。しかし，たとえ個別でリハを行っていても，リハ室で行う場合にはリハ室で，病棟で行う場合には病棟という場所で集団が形成され，対象者はその物理的・人的環境の影響を少なからず受けています。ですから，食堂やデイルームなど病棟の環境自体が治療的な効果を果たすような「場」になることを私たちは意識しておく必要があると思います。

　吉田さんは，僕と1対1の場面では気を許すことができていなかったように思います。覚醒レベルの問題も少なからずあったとは思いますが，私たちが主体性を奪った受け身の生活をつくり，吉田さんをさらに自分の殻に閉じこもらせていたとも考えられます。今回，一宮がつくった集団の「場」に打ち合わせなしで吉田さんと乗っかって楽しい場をつくろうと考えたことから，吉田さんのよい反応を確認しただけではなく，いつも落ち着かずに一人で時間を過ごしていたヨシさんの意外な長所まで発見することができました。患者同士のひと言の持つ意味は，同じ「頑張ろうね！」「大丈夫？」というスタッフの言葉と伝わり方が異なります。今回ご紹介したシーンは，枠組みされた治療的な構造を持つ集団訓練（集団リハ）ではありませんでしたが，「ピアサポート」[2]の場の提供によって，あらためて集団の持つ力や意味を考えさせられた場面でした。

scene 12 病棟内での「集団」を利用したかかわり

NSのコメント

　私が集団の良さを体験したのは，まだ回復期リハ病棟が新設される前でした．その頃は病棟にOTが3名しかいなくて，病棟の一画にあるOTコーナーで作業療法を行っていました．リハ病棟に配属になって間もなかった私は，高次脳機能障害や認知症の患者さんへの対応に苦労していました．そんなときOTコーナーではベテランのOTがいつも数人の患者さんとお茶を飲みながら，作業をしていたり，話を楽しんだりしていたのでその場所に緊急避難させてもらっていました．そこでは，それぞれの患者さんが役割を持っていて，飛び入りした私と患者さんを温かく迎え入れ，お茶を入れる当番の患者さんがちゃんと2人分のお茶を入れてくれてお菓子を勧めてくれました．そのようなとき，それまで興奮したりイライラしていた患者さんの表情がやわらいで，ちゃんと集団の中に溶け込むことができるという体験をしました．はじめは"仕事中に患者さんとお茶を飲むなんて…"と戸惑いましたが，一緒に座ってお茶を飲むことの大切さや患者さん同士の触れ合い，世間話の中から患者さんの意欲を引き出すコツなどを学びました．NSの勤務者が少なくて対応に困っていると何人でもOTコーナーで引き受けてくれて，楽しい時間を提供してくれる．逆にOTが忙しいときはNSやケアワーカーがその場でホスト役をする．こうして自然と職種の垣根を超えて，患者さんのための心地よい居場所をつくってきました．「認知症の患者さんが多くてリハにならなくて困る」という声を若いセラピストから聞くと，一緒にお茶会を開くなど，集団の場をつくって患者さんの持っている力を確認してもらうようにしています．セラピストと1対1の場面では見られない患者さんの笑顔や行動に気がついてリハに生かせる，生活に生かせるようになるといいなと思っています．

文献

1) 大田仁史：脳卒中者の集団リハビリテーション訓練の13原則．三輪書店，pp92-93，2010
2) 大田仁史：地域リハビリテーションと集団訓練．大田仁史（編）：集団リハビリテーションの実際―こころとからだへのアプローチ．三輪書店，pp2-16，2010

scene 13　患者さんが転倒したときの対応と，その後の転倒対策

　回復期リハ病棟では患者さんの活動性を引き出しながら，自立に向けたチャレンジを行います。そこでよく問題に取り上げられるのが，転倒です。当病棟でも年間100件以上の転倒に関するインシデント・アクシデントの報告があり，チームでの転倒アセスメントや予防対策・評価などの教育を継続して実施しています。しかし，転倒にはさまざまな要因が絡み合っていることが多く，対策を立てても転倒をゼロにすることは難しいことです。ですから，転倒予測をして安全対策をとることと同時に転倒が起きてしまったときの対応がどのようにされるかを考えておくことが重要だと考えています。このシーンでは，患者さんが転倒したときの対応について考えてみたいと思います。

事例紹介

　岡田さん（仮名），70歳代・男性。診断名：脊髄梗塞後対麻痺。現症：上下肢の筋力低下と両下肢のしびれによる歩行困難を主訴として入院。入院時の筋力はMMTで下肢3レベル，上肢4レベル。腰から下にしびれがあり，触覚・痛覚ともに軽度鈍麻。

　入院後1週間で車いすでのトイレ動作は自立し，2週後に歩行器での歩行訓練を開始。1カ月後，下肢のMMTは4〜5レベルとなり，杖歩行でトイレ動作が自立となった。

Key Question
- 転倒を発見したときに意識することは？
- 転倒の要因を分析するときに心がけることは？

scene トイレで転んでしまった岡田さん

　岡田さんは口数が少なく，痛みやしびれなどのつらさもじっと我慢する方で排泄や入浴などの介助を受けることを，いつも遠慮されていた。歩行器を使用してのトイレ動作や病棟内の歩行が「見守り」で許可されても「看護師さんたちは忙しそうだから，呼ぶのが悪い」と言って，車いすを使用して一人で移動することが多かった。入院から1カ月経過し，杖歩行でのトイレが自立すると「やっと出世したよ。これで迷惑かけなくてすむ」とうれしそうにされていた。

　数日後，トイレから"ガチャン"と大きな音がして，その後に「誰か来て！」とNSの大きな声がしたので駆けつけるとトイレの床に岡田さんが仰向けで倒れていた。岡田さんは意識もしっかりしていて，私（NS一宮）が上半身を支えて「起き上がれますか」と声をかけると「大丈夫，一人で起きられるよ」とゆっくりと体を起こしてくれた。

　ほかにも何人かスタッフが駆けつけてきたが，岡田さんは動けそうだったので大きな騒ぎにならないように伝え，車いすだけ用意してもらった。車いすへ座っていただき，手を洗って部屋まで送ると岡田さんはベッドに移りながら「申し訳ない，迷惑をかけてしまった」と仰ったので，「迷惑ではないですよ…」と言いながら痛みや傷がないか確認して，転んだときの状況をたずねた。「元の体に戻ったつもりでちょっと油断したら，ひっくりかえってしまった。自分の不注意で申し訳ない…」と詳しい状況は話されなかった。

　医師の診察では特に問題がないことが確認された。岡田さんが「本当に油断して，横着しただけだから」と笑顔で仰るので，私がもう一度状況をたずねると「男性小便器で排尿後，横の洗面台に杖

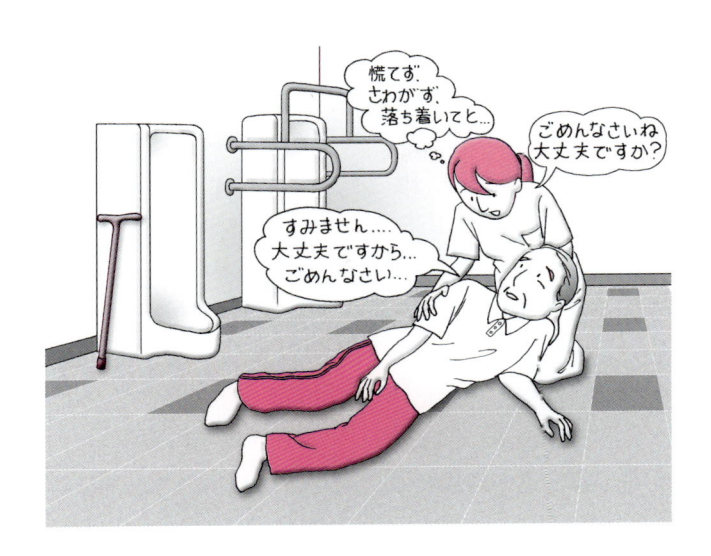

scene⑬ 患者さんが転倒したときの対応と，その後の転倒対策

を置く場所がなかったので，そのまま2歩くらい歩いて手を洗った。その後に杖を取るときに歩いて戻ればよかったけど，手を伸ばして取ろうとしたらバランスを崩してそのまま倒れた」ということだった。

　その状況をスタッフに報告して転倒対策についてカンファレンスをすると，「まだバランスが悪いから自立は早いのではないか？」「また見守りに戻しても，岡田さんはスタッフコールを押してくれないから，病棟では歩行器に戻したほうがいいのではないか？」などの意見が出た。これでは杖歩行が自立して喜んでいた岡田さんの元気を奪ってしまうのではないかと思い，患者さん側の要因ではなく環境要因や医療者側の要因についての情報を整理するようにスタッフに投げかけた。

シーンをとおして伝えたかったこと

① 転倒している患者さんを発見したときは，慌てず，騒がず，落ち着いて

　今回のシーンでは，第一発見者のNSが思わず「誰か来て！」と

人を呼んでいますが，転倒の状況からはスタッフコールもあるし，助けが必要だと判断しても大きな声を出す必要はなかったのだと思います。「誰か！」という声を聞いて駆けつけるときは私も緊張しましたが，状況を見てすぐに大きなケガはなさそうだと感じたので，冷静にゆっくり落ち着いたトーンで岡田さんに声をかけました。そしてすぐに「どうしたのか？」と転んでしまった理由を聞くのではなく，まずは患者さんが起き上がれるかどうか，転倒による外傷や痛みはないかを確認しました。このとき岡田さんは「自分で動ける」と言ったので，動きを確認するためにも軽く手を添えるくらいの介助にして，動きにくさや動いたときに痛そうにしていないか観察しました。

　転倒直後のほとんどの患者さんは，転んでしまったことのショックと「申し訳ない，迷惑をかけてしまった」と自分の痛みより迷惑をかけたことを気にしています。ですから，追い打ちをかけるように転んだ理由を質問攻めにしないよう心がけています。また，転倒の状況を確認するときは，「どうして転んだの？」ではなく，「何をしようとしていたのか？」ということをたずねるようにしています。患者さんは，まさか自分が転倒するとは思っていなかったはずですから，"何がしたかったのか？"を聞くことで状況がつかめ，患者さんの欲求も見えてきます。

② 転倒予防対策は要因の分析が大切です

　患者さんの転倒事故があると，その後に対策を検討するためのカンファレンスを開きます。そこで大切な視点は，事故そのものに着眼するのではなく転倒の要因を分析することです。患者さんが転倒に至るには，いろいろな要因がありますが，患者さん側の要因だけではなく環境要因，医療者側の要因，システム要因の4つに大きく分けて，それぞれの情報を整理する必要があります。今回のように「転倒した原因は，バランスを崩したからである」ということだけで対策を検討すると「まだ下肢筋力の低下があり，バランスを崩す

と転倒しやすいので、杖ではなくて歩行器に戻したほうがよい」となりがちです。そこで、環境はどうだったのか、医療者側の問題はなかったのか、転倒したときの洗面所の様子などについて情報を集めると「手を洗うところに杖を置く場所がなかったため、そのまま2歩くらい歩いて手を洗った。その後杖をとるために歩いて戻らずに、手を伸ばして取ろうとしたときにバランスを崩して転倒した」ということが確認できました。「洗面台周りに杖を置く場所がなかったこと」は環境要因であり、「岡田さんがどのような姿勢になるとバランスが崩れやすいかということをNSが認識して、『自立』とする前に本人へ指導していなかったこと」は、医療者側の要因です。その結果から、手を洗う場所に杖を置けるものをすぐに取り付けること。さらには、PT・OTから岡田さんがどのような体勢になるとバランスが崩れやすくなるのかという情報を得て、具体的に生活の中で確認と練習を行うことになりました。その後、岡田さんが転倒することはありませんでした。

まとめ

　転倒対策についてはどこの施設でも組織的な取り組みがなされ、マニュアル整備や教育が行われていると思います。回復期リハ病棟で大切にしたいのは、活動を制限することなく、危険を回避できる対策を考えるということです。安全面ばかりを優先すると危ないから一人で動かないように行動を抑制する方向に傾いてしまうことがあります。安全面を考えつつも、"環境の問題はなかったか？" "自分たちの対応には問題がなかったか？" "患者さんはどうしたかったのか？" "どうしたら一人でできるようになるのか？" と自立を促すための対策が考えられるように指導しています。医療者側の一方的な対策にならないように、患者さんの気持ちに配慮した対応ができているかを現場で確認して、その場でどのように対応するとよいのかをスタッフが考えられるようになることが大切です。また、患者さんが遠慮なくスタッフコールをすることができたり、ど

うしたいかという欲求を話しやすい関係づくりをすることが大切だということに気づけると，対応の仕方も自然に変わってくるのだと思います。

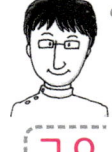

OTのコメント

　とっさの判断や行動が求められる場面での対応は，経験を積み重ねないと難しいことだと思います。転倒や急変時など突発的に起きたことに際したときに，落ち着いて適切な行動がとれるかどうかが専門職の専門職たる所以なのだと思います。

　転倒の場面で一番やってはいけないことは，「また転んだの!!」「一人で動いちゃダメだと言ったでしょう!!」など患者さんを責めるような言動です。リハの考え方が現場に浸透してきた最近は見かけなくなった気がしますが，以前はときどきこのような場面に出会うこともありました。また，転倒が起きたその後に，スタッフ間で交わされる言葉には2つのパターンがあるように思います。一つは，「あれだけ注意していたのに，また転んじゃうなんて困った患者さん」「ベッド柵をちゃんと付けておいたのに，乗り越えてしまうなんて，本当に困る」など愚痴をこぼしてしまう場合。もう一つは，例えば「やっぱり注意がちゃんと伝わってなかったか…思い立ったら自分で行動したい人だから，もう少し気にしておかなくちゃいけなかったね」「まさか，ベッド柵まで越えちゃうとはね。いつの間にそんなに力がついたのか？　まったく元気になってすごいよね」などと，もちろん転倒の事実は重く受け止めて，対処の甘さを反省したうえで患者さんの行動をプラスにとらえている言葉です。前者は，転倒を1件でも減らそうとする責任感の強さがある半面（ここでは，そのように肯定的にとらえることにします），転倒があった場合に「困ってしまうのは自分」という自分が主語になりがちな人。後者は，患者が活動的なことや元気になったことを前向きにとらえる半面，医療専門職としてのリスク管理の意識は前者に比べると低い人なのかもしれません。単純にこれだけの事象を取り上げて善し

悪しを述べることは控えますが，少なくとも前者の場合には，患者さんがその場で感じる心理的なダメージが実際の転倒に伴う痛み以上に強いものになるであろうことが想像できます。

　ちょっとそこのものをとろうとして立ち上がったときや下に落ちているものを拾おうと思って前かがみになったときに転倒したということは少なくありません。「危ないから必ずナースコールしてください」と指導しても棚の上のものをとるくらいでナースコールするのは悪いと遠慮される患者さんの気持ちも考えて，転ばないような環境調整をすることと同時に，生活の中ではそのような動作が必要であることを認識して，対処方法を指導することが大切です。そのうえで，転倒・転落が起きたときには，転倒（失敗）した事実からわき出る「悔しい」「恥ずかしい」という患者さんの気持ちに共感し，その失敗の体験を共に根づかせて，その後の対策を考える姿勢が必要であることをあらためて考えることができました。

COLUMN
一泊二日の入院経験

　今年，大きな「親知らず」を抜歯するため，総合病院の口腔外科に一泊二日入院しました．いろいろな経験をしたので，そのいくつかを紹介します．

　朝 10 時，入院の迎えに来てくれた NS は「おはようございます」もなく，名前も名乗らず「谷川さんですね．こちらです」と愛想なくエレベータへ．両手に荷物を持って直立する僕の横で，手すりにだらりと寄りかかり大きなため息二つ．病室で荷物を整理していると，別の NS が「これを付けてくださいね」と手首に名前の入ったアームバンドを有無を言わさず取りつける（「なんでやねん」と突っ込みたくなったが素直に従う）．昼食はなぜかお粥（ふたたび「なんでやねん!!」）．少量のおかずは普通食で，硬いパイナップルが付いている不思議．ベッドで本を読んでいると廊下にいるスタッフの声がよく聞こえるが，お年寄りの患者さんへの命令口調の大きな声にいい気がしない．午後に取り付けられた点滴が逆流し始めたのに気づいたとき，ちょうど病室に来たのは朝，迎えにきた NS．頼む気になれず，しばらく待って逆流している点滴を引きずりステーションへ．様子をうかがって一番やさしそうな NS に処置してもらう．抜歯を終えて夜勤帯，比較的好感度の高い NS がときどき巡視にくる．ただカーテンの開け閉めが雑で"シャーッ"と開けては，"シャーッ"と閉めて出て行くと，少し隙間が空いたまま．隣のベッドの方は毎回 NS が部屋から出てしばらくすると隙間をなくすようにそっとカーテンを閉めていた．朝目覚めると冷蔵庫回りに多量の水漏れを発見．ちょうど足元だったので，巡回している NS に「すみません．水が漏れているので，何か拭くものがありますか？」とたずねると，「もうすぐ掃除に来ますから」と一言．しばらくして別の NS に伝えると，「どうしたんでしょうねぇ」と不思議がってくれたけど「ごめんなさい」とそのまま．待っていても掃除の方は来ないので，水たまりを飛び越えてトイレまでペーパータオルを取りに行き，お掃除しておいた…．

　たった一泊二日で気になったことは，まだまだたくさんありますが，それだけで何ページにもなりそうなので，このくらいに．ほっとして退院する頃には患者（僕）の気持ちもポジティブに傾くので多少のことには大らかになれますが，入院時は緊張しているので不安から不満が湧きやすいことを実感しました．医療安全管理も感染防止対策も，そのほか各種委員会があるような項目も…病院ではもちろん大切ですが，その前に普通の感覚で居づらくないこと，安らげること，我慢しなくていいことが大切ではないでしょうか？

scene 14 「どうしても一度家に帰りたい」―外泊の希望をかなえるために

　以前，急性期病院から自宅に帰るつもりで車に乗ると，着いた先が当院で，「こんなところに入院するつもりはない」と病院の玄関で車から降りるのを拒否された患者さんがいらっしゃいました。入院は，特殊な環境での窮屈な生活です。多くの患者さんは，「早く家に帰りたい」と希望されます。特に回復期リハ病棟の患者さんは，突然の発症・受傷後，一度も家に帰ったことがないまま入院される方がほとんどですから，入院後初めて「外泊」という言葉を聞くと，皆さんとても喜ばれます。このシーンでは外泊をきっかけに病棟での生活が変化した事例を取り上げて，外泊に向けた支援の方法と意味を考えたいと思います。

事例紹介

　原田さん（仮名），70歳代・男性。診断名：脳梗塞（右中大脳動脈領域），左片麻痺。現症：左片麻痺は中等度で，左半側空間無視を認めた。発症から40日目に当院回復期リハ病棟に入院。入院時は寝返り，起き上がり，移乗に多くの介助を必要とした。日中は「疲れるから」「動くと痛い」と言ってほとんど臥床していて，夜になると全身のかゆみや「虫がいる」など訴え，パジャマを脱いでしまったり，枕を投げたりという行動が見られていた。

　退職後，自分の土地を畑にして野菜を育てることを趣味にしていた原田さんは奥様と二人暮らしで，長男家族は車で1時間ほどのところに，娘家族は隣町に住んでいた。

Key Question

- 外泊したいという患者さんの思いをかなえるためにどのように取り組むか？
- 外泊することで得られる効果とは？

scene 多くの介助を必要とする段階で，家族の協力を得て外泊できるまで

　入院から2週間経過しても原田さんの昼夜逆転や夜間せん妄は変わらず，日中はウトウトしてリハも進まない状況であった。毎日，面会に来られていた奥様と娘さんは，「迷惑をかけているかと思います。前の病院でもさんざん騒いでしまって…もともと畑以外は家から出ることもなく，ずっと亭主関白な人だから…」と話をされた。

　私（NS一宮）が原田さんのお部屋に話をうかがいに行くと，寝ていると突然カーテンを開けられてびっくりしたことや隣の人とNSの話し声が気になること，ベッドの寝心地が悪くて眠れないことなどをお話してくれた。そして「一晩でいいから家で自分の布団に寝たい。畑がどうなっているか見ておきたい」と希望された。私がそのことを奥様に話すと，面会に来るたびに「帰りたい」と言うから，できれば外泊させたいが玄関までに10段の階段があって今の状況だと難しいと考えているようだった。一緒に面会に来られていた娘さんも，一度家に連れて帰ってあげたいという気持ちでいることを確認したので，どうしたら外泊できるかを原田さんと奥様，娘さんを含めて相談した。

　具体的にお話をうかがってみると家の中に入ってしまえば車いすでの移動は可能であり，休日であれば娘さんも息子さんもサポートしてくれることがわかった。原田さんの希望は畑を確認することと自分の布団で寝たいということであるため，畑を見に行くことと玄関前の階段昇降ができれば，外泊ができると考えた。そして，担当スタッフを集めて原田さんと家族の思いを伝え，なんとか外泊できないかという相談をした。

　担当PTは，「まだ歩行練習もほとんどしていない状況だが，能力

scene 14 「どうしても一度家に帰りたい」外泊の希望をかなえるために

的には介助で階段昇降ができると思う。ただ家族の介助では難しいかもしれない」と答え，OTも「いままで疲れやすく，リハができないことが多かったが，家に帰りたいという思いは何度か聞いているので，なんとか外泊できればいいのにと思っていた」と外泊することに前向きな意見をくれた。また，医師もMSWも外泊計画に賛成してくれた。

　具体的な外泊計画をスタッフ間で検討した結果，長男が仕事を休んで階段昇降の介助練習に来ることが困難であるため，①「金曜日にOTが外出訓練として自宅まで行き，畑を見てから，階段を介助して自宅に帰る」，②「翌日PTが自宅に迎えに行き，そのときに長男に玄関前の階段昇降の介助方法を指導してくる」という計画を立てた。原田さんに計画を説明し，外泊に向けて歩行と階段昇降，布団からの立ち上がりの練習が必要であることや，トイレは尿器を使ってもらうことなどを承諾していただいた。外泊までの2週間，原田さんは痛みの訴えも減り階段や床上動作の練習をすることができた。

　外泊当日，原田さんは朝から外出するための服に着替え「ありがとう，行ってきます」と病棟スタッフ全員に挨拶をして笑顔で出かけて行った。送り届けたOTは，「りっぱな畑でした。階段は練習していたので問題なく昇ることができ，家に入るとたくさんの親戚や仲間に囲まれて楽しそうでした」と話していた。

　翌日PTがお迎えに行き，家の前の階段で息子さんと昇降練習を行ってから帰院された。原田さんは帰ってきたときも，すべてのスタッフに「ありがとう，ただいま」と笑顔で声をかけてくれた。妻も「一度連れて帰ったら，病院に戻りたがらないのではないかと心配だったけれど，大丈夫で安心しました。これならまた外泊できそうです」と話をされた。外泊後，原田さんはリハに主体的に取り組めるようになり，夜間の不眠やせん妄もなくなった。そして，その後も外泊を続けながら，入院から4カ月後に歩行レベルでのADLが自立し自宅退院された。

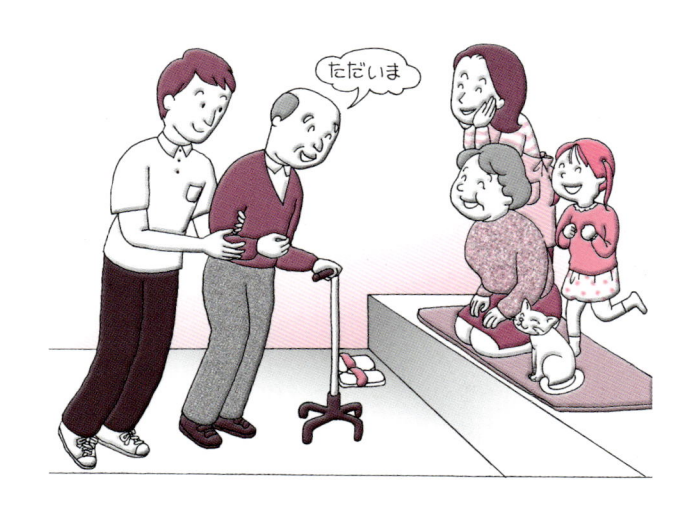

シーンをとおして伝えたかったこと

① 「どうしても一度だけ家に帰りたい」をかなえるために

　入院してすぐに、「どうしても家に帰りたい」と希望される患者さんは少なくないと思います。原田さんのように、病院では落ち着かなくて自分の布団でゆっくり寝たいと言われる方だけではなく、「自宅をそのままにしてきたから気になる」「家族のことが心配」「仕事がどうなっているかが気になる」「大事なものや家族に秘密にしていたものがある」など理由はさまざまです。

　外泊を希望される方に対しては、決して「無理なことを言っている」という受け止め方をしないで、「やっぱり家が一番ですよね」とまずは共感して、家に帰りたい理由や帰って何をしたいのかをうかがい、ご家族の気持ちも確認します。原田さんの奥様のように、「連れて帰りたいけど階段があるから無理です」とあきらめていたり、「トイレに一人で行けるようにならないと無理です」と考えていたり家族の思いもさまざまですが、具体的にお話をうかがっていると解決する方法を見つけられることもあります。また、スタッフ間で

は，「今の能力で，どうしたら自宅に一度外泊（外出）できるか？」を話し合います。そのうえで，患者さんとご家族に「家に帰る」ために最低限必要なことと，こちらが最大限サポートできることをお伝えします。

　ご家族がよく心配されるのは，「一度家に帰ると，もう病院に戻りたがらないのではないか？」や，「病院のスタッフがいないと無茶なことをするのではないか？」ということです。認知機能が低下していて話が伝わりにくい方の場合は，はじめから家族だけにするのではなく，スタッフが付き添って，自宅に外出する工夫をすることもあります。また，外泊するとしても，「困ったことがあればすぐに病棟に電話をしてください。困ったらすぐに帰ってきてかまわないし，帰らないようならお迎えに行きます」とひと言伝えることで，家族の安心感につながるようです。

② 外泊による心理的な効果

　外泊（外出）で自宅に帰ると，自分の帰る場所があることを確認できたり，入院してからずっと気になっていたことが解決できる場合もあります。お気に入りの服や愛用の品を病院に持ってくることができると，安心される方もいます。家族や病院スタッフが自分の思いを受け止めてくれたという体験をとおして，これからの生活を主体的に考えることのきっかけになる場合も多いように感じています。帰る場所，自分の居場所があるという安心感を持っていただくためにも外泊の支援は大切なことだと思っています。

まとめ

　つい先日も入院して一週間になる60歳代の女性患者さんから「師長さん一生のお願いだから，外泊を許可して」と泣いて頼まれました。一人暮らしをしていたその方は，左片麻痺も重度で，一人で車いすに移乗しようとして転倒したばかりでした。妹さんが一緒に泊まって介助するということでしたが，安全に過ごせるか心配でし

た。今の能力で安全に外泊するためにはどうしたらよいのか，患者さんを含めてチームで話し合い，帰るために守ってもらいたいことを伝え，「〇〇さんのことを信じているから，絶対に無茶しないでください。無事に帰ってきてください」とお伝えして外泊していただきました。心配になって，夜電話をかけると元気な声で「無事ですよ。私がケガしたら皆に迷惑かけるから言われたとおりにしてますよ」と。いろいろ心配なことはありましたが，しっかり話し合い，できる方法をチームで考えて，準備を整えたうえで外泊（外出）すると，患者さんは信頼に応えてくれることが多く，無事に病院に戻ってきてくれることをたくさん経験しました。だから「〇〇ができないから，外泊できない」と決めつけずに，どうしたら家で過ごせるかを柔軟に考えられるようなチームをつくりたいと考えています。

OTのコメント

　もう10年ほど前のことですが，全失語を伴う重度の右片麻痺の男性を担当しました。その方は，何度か病棟スタッフの制止を振りほどいて車いすで病棟を出ていかれたことがあります。とても強い力で，女性のNSが無理に止めようとすると車いすごと転倒しそうな勢いでした。広い敷地にある当院の長い廊下を通り抜け，病院玄関から出て，駐車場のスペースを横切る。舗装されていないところを無理に走ろうとして車いすの前輪が草地にとられて進めなくなっても，病棟に戻ろうとはされませんでした。いよいよ病院の敷地外まで出て行きそうなとき，僕も何度かNSから連絡を受けて，その方を引きとめに行きました。下り坂や車道との段差もあり，ケガをさせないことにだけ気持ちがいっていたような気がします。病院の外までついて行ったこともありますが，「目的とするところまでは辿りつけるはずがない」という気持ちもどこかにあったのだと思います。今となっては，想像することしかできないのですが，家に帰

りたかったのでしょうか？　病院の中に閉じ込められていることへの抵抗だったのかもしれません。思い返すと，そのときに，その方の想いに寄り添えなかったことが悔やまれます。もっと気を配り，わかろうとする努力をし，彼が為そうとしたことに協力できなかった自分のかかわりを反省させられます。後には，そのような行動も見られなくなり，最終的にご自宅での生活に戻られたことが僕にとっての救いです。

　人はそれぞれの事情を抱えながら暮らしているのだと思いますが，入院生活は，それらの事情を公にさらし，自由や自己決定を奪ってしまいます。さまざまな願いに対して，あきらめることから始めさせられるのが入院患者の立場であるような気がします。そして，一方ではあきらめさせながら，一方で「意欲的になりなさい」「希望を持って頑張りなさい」と言われ，それができないと「依存的である」「意欲的ではない」とレッテルを貼られる。どうしてもリスクを考えると許されないこと，医療職として安全を守らなければならないことはありますが，考えることのスタート地点を患者・家族の気持ちのほうにおいて，そこから自分たちがとるべき行動を考えられるプロフェッショナルでいたいと考えています。

第2章

協働のための
システム

NTT東日本伊豆病院 回復期リハビリテーション病棟の紹介

　2000年6月と7月に，それまでの2つのリハビリテーション病棟を回復期リハビリテーション病棟（2病棟100床）としてスタートさせました。それから11年の間にリハサービス向上のため，365日リハ，PT，OTの遅出などを導入しました。現在，50床の病棟にDr，NS，ケアワーカー，PT，OT，ST，MSW，あわせて約70名が配置されチームアプローチを実践しています。

　2010年度の疾患別患者割合は，脳血管疾患59％，整形疾患33％，廃用症候群8％。平均在院日数は82.2日，在宅復帰率81％，FIM改善率平均26.4点，入院時の日常生活機能評価B得点平均は8.15点です。患者さんや地域社会のニーズに応えるためにリハサービスの質・チーム力の向上のための取り組みをしています。

　NTT東日本伊豆病院HP：www.ntt-east.co.jp/izu_mhc/index.html

協働のためのシステム

入院時合同評価

　入院当日に実施。参加メンバーは主治医，チームマネジャー（NS）と担当のNS，PT，OT，ST，MSW。11：45にステーションに集合し情報交換を行った後，患者さんのベッドサイドで評価を実施。その後，食事，整容，排泄などを実際の場面で評価し，初回カンファレンスまでの目標設定，ベッド周囲の環境調整，移動手段の確認や車いすの調整を実施。決められた目標などは，当日に担当のNSやチームマネジャーから患者，家族へ説明している。

朝のミーティング

　毎朝8：40～8：55に実施。スタッフステーションにすべてのスタッフ（医師，NS，PT，OT，ST，MSW）が集合し，全体で共有するその日の予定を周知した後，2つのチームに分かれて患者目標の進捗状況の確認を行い，チームメンバーが情報を共有したり意見交換を行う。

◎**全体で共有する内容**：その日の入退院患者，面談や検査の予定，前日の転倒などの事故報告，夜間不眠や体調不良患者の伝達。

◎**チームごとの目標管理**：チームマネジャーやサブマネジャーが中心となり，1日1名から2名の患者について検討。担当者に目標の進捗状況を確認し，スタッフ間で意見交換を行った内容をチームで共有する。

カンファレンス

　月～金曜日の週5日実施。16：40から開始，2～4件/日，1件15分以内が目標。全患者が対象で，初回カンファレンスは入院後約2週間，定期カンファレンスは約4週間ごとに実施。

　担当スタッフがそれぞれの専門的視点で評価を行い，評価結果，問題点，目標を設定しサマリーを作成（電子カルテ上）。各自が事前にそのサマリーを確認

したうえでカンファレンスに臨む。短期目標（次回カンファレンスまで約1カ月），長期目標（退院時）と入院期間の設定などを話し合う。話し合いの結果は医師，チームマネジャー，MSWが面談の際に患者・家族へ説明する。

退院カンファレンス

退院後に，医療，福祉，介護サービスが必要な場合に入院中の担当スタッフと本人，家族，地域でかかわる医療関係職種やケアマネジャーなどと情報の共有を行い必要なサービス導入につなげる。

チームマネジャー制

患者の目標達成に向けて，多職種が協働して個別的にアプローチするため，チームマネジャーを中心にスタッフ一人ひとりがタイムリーにその役割を果たすことができるように組織化したチーム体制。チームマネジャーを中心とした多職種のチームでは，患者さんの目標達成に向けたチーム力を発揮できるようなかかわりを行っている。朝のミーティングやカンファレンスはチームマネジャーがチームをマネジメントしている。

体制は50床の病棟を2チームに分け，それぞれにチームマネジャー：TM（NS），サブマネジャー：SM（NS，PT，OT各1名ずつ）を配置。医師，MSW，STは人数が少ないので2つのチームに所属している。

看護長・リハチーフは主にTM・SMの教育と専門職としてのスタッフ教育，スタッフの目標管理を行う。

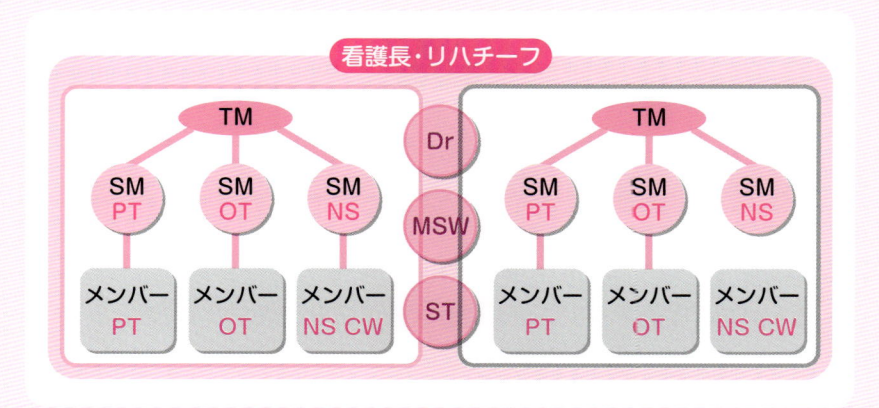

scene 15 カンファレンスと朝のミーティングによる情報共有

　回復期リハ病棟の認可を受けて10年以上が経ちました。その間，リハの日曜実施などに伴い病棟のスタッフ数がとても増えました。量的に十分なリハを提供するためのマンパワーが整えられていく反面，情報の共有や患者さんの目標管理を徹底することが課題となっています。患者さんのケアに関する対策や方法の伝達がうまくいかなかったり，初回カンファレンスで立てた目標をスタッフ全員が十分把握できず，1カ月後のカンファレンスで目標達成できないこともありました。そのため，「限られた期間で患者さんが目標を達成できるように，スタッフは情報の共有と患者目標の管理をどうしたらいいのか？」ということを，それぞれの職種のリーダーが集まって検討を繰り返した結果，定期的なカンファレンスだけではなく，朝のミーティングの活用による情報共有とチームマネジャー制による患者目標の管理を導入しました。今回のシーンでは，カンファレンスと朝のミーティングの活用による情報共有や目標管理についてお伝えしたいと思います。

事例紹介

川口さん（仮名），50歳代・男性。診断名：橋出血。現症：四肢，体幹の失調は重度で，右外転神経麻痺による複視あり。起き上がりは全介助，端座位保持も困難で，二人介助で車いすに移乗しても10分程度の乗車で血圧低下が見られた。食事は鼻腔からの経管栄養で，排泄は尿道カテーテルを留置されていた。発症から30日目に当院回復期リハ病棟に入院した。

scene 15 カンファレンスと朝のミーティングによる情報共有

Key Question
- カンファレンスで，各職種が具体的な行動計画と役割を確認し合えているか？
- 朝のミーティングを活用して，経過の確認や情報共有が行えているか？

scene 初回カンファレンスでの目標と具体策の共有とミーティングの活用

　入院から2週間が経過した川口さんは，起き上がりや立ち上がりは手すりを使用して軽介助で可能になり，車いすに乗って30分くらい過ごせるようになった。口唇の閉鎖不全や舌の運動低下で，食べ物の咀嚼や送り込みは困難であったが，鼻控チューブを抜去して嚥下食を介助で食べることは可能。排泄は，尿道カテーテルを抜去したが膀胱に500 mℓ以上尿が溜まっても尿意を感じず排尿もなかったため，間欠導尿となっていた。

　初回カンファレンスでは多くの問題点が挙げられたが，まず食事と排泄を本人が満足できるようにしようと話し合った。そして川口さんが「くだ（カテーテル）でおしっこをとられるのは嫌だ」と強く訴えていることから，短期目標を「2週間後までにトイレで自然排尿できて，1カ月後にはトイレでの排泄が自立する」とした。設定した目標に対して，医師は薬の調整を，NSは排尿パターンの観察を継続し，薬の効果を把握することやトイレへの誘導を行うこととした。また，PTは基本動作訓練と座位や立位の耐久力向上を，OTは上肢機能改善とトイレへの移動，下衣の操作練習を，STは確実に食事，水分摂取ができるように口腔機能改善を，MSWは家屋の状況や家族の介護力などの情報収集を行うというように，各職種が具体的な行動計画を立ててそれぞれの役割を確認し合った。

　翌朝のミーティングでチームマネジャー（NS）はカンファレンスで決まった川口さんの目標と計画についてスタッフに周知し，川口さんにも目標と計画を説明して同意を得た。

　次の日のミーティングでNSは，「薬を開始しましたが，まだ自然

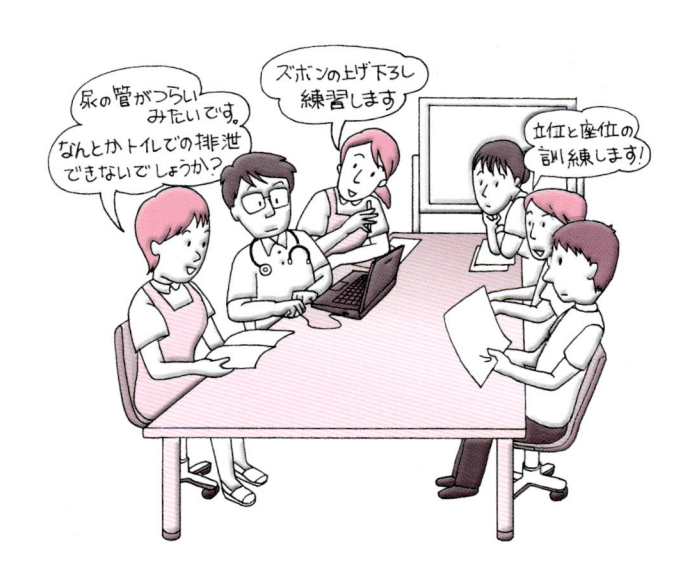

排尿がありません。トイレにも座ってみましたが失調が強いため二人介助が必要で，便座での座位保持にも支えが必要でした」と報告した。そのことに対して，PTからは移乗介助の際のアドバイスがあり，PTの時間にトイレへの移乗練習をすることになった。さらに次の日，STから「自分でおしっこするときに，どうやって力を入れるのかがわからない」と川口さんが話しているという情報があった。そこで「トイレに座ったときに緊張して，力を入れすぎてしまうことにも問題があるのではないか？」ということになり，便座での座位姿勢が楽になるようにOTが手すりを支持する位置を工夫した。その後，川口さんは徐々にトイレに座って自然に排尿できる回数が増えた。2週間後には介助でトイレに座り排尿ができるようになったため，導尿は不要となった。1ヵ月後には，下衣の操作も習得し病院の環境であれば排泄は自立することができた。

シーンをとおして伝えたかったこと

① カンファレンスでは,各職種の目標達成に向けた具体的役割を確認する

　当院では,1日に2～4件のカンファレンスをしているので,1件にかける時間は15分程度を目標としています。それぞれの職種がこまかい評価結果や問題点を報告していると時間が不足してしまうので,カンファレンス用のサマリーは前日までに作成し,各職種の評価結果や問題点,目標は事前に確認することをルールにしています。カンファレンスでは具体的な目標や期日の設定をしますが,そのうえで目標達成に向けてのそれぞれの役割を明確にすることが大切です。目標だけを決めても,その目標を達成するための自分の役割が認識できていないと,目標と日々のケアやリハがかけ離れてしまうことがあるからです。川口さんの場合も障がいが重度でしたから問題点は多かったのですが,具体的な目標設定とそれぞれの役割を確認できたことでチームとして目標達成に向けての協働がうまくいったのだと思います。

② 毎朝のミーティングで,目標や計画の進捗状況を確認する

　カンファレンスで,具体的な目標と役割を決めることができたからといって安心はできません。設定した目標や計画の進捗状況の確認のために朝のミーティングを活用します。川口さんの場合も目標を具体的にして,それぞれの役割を明確にしたことで,ミーティングで意見が出やすくなりました。「やってみたけど,このような結果でした」とか,「こうしたほうがいいと思う」など,それぞれのスタッフが実施した結果を話し合い,情報を共有することで次の具体策を一緒に考えることができます。若いスタッフが多いため日々のケアやリハに悩むことも多いのですが,ミーティングの中で相談したり具体策を一緒に考えることで一人ひとりの力も高められているように思います。

まとめ

　協働のための情報共有には多くの病院で苦労されていると耳にします。このシーンではうまくいった事例を紹介しましたが，まだまだできていないことも多く日々悩んでいます。特に新人スタッフは，"いつ，誰と，どのような情報を共有するのか？"ということもわからない状況なので，カンファレンスやミーティングというシステムを整えておくことや，そこでどのようなことを話し合うのかを明確にしておくことが必要です。日々の出来事だけではなく，目標や活動の共有，評価の共有とチームでかかわったことの成果をそれぞれの職種が感じられるようにしたいと思っています。このような経験を積み重ねると，カンファレンスやミーティングという場だけではなく，病棟のいたるところで患者さんを囲んでの効果的な話し合いができてくるのではないでしょうか。患者さん・ご家族の思いと医療者の思いが乖離しないように，いつでも患者さんを中心に考えた効果的な情報共有，目標管理ができるように，まだまだ努力が必要だと思っています。

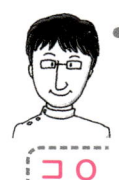

OTのコメント

　限られた時間の中で，いかにカンファレンスやミーティングを効果的に行うかという工夫は，どこの施設でも取り組まれていることと思います。チーム全体の創造性と効果を考えると，スタッフがいつでも知恵を出し合って協力し合えることが大切なのは皆が知っていることですが，実際に機能させようとすると難しい課題です。

　「組織力とは，『個人の力』と『個人間のつながり』のかけ算となる」とは，『不機嫌な職場―なぜ社員同士で協力できないのか』[1]という書籍の言葉です。カンファレンスやミーティングは，互いが持っている「個人知」（個人の力）を「共有知」とする場であると思います。その作業が「個人間のつながり」を強めます。「共有知」を

高めるためには情報を共有することが必要ですが，それは単純にお互いが情報を知っていること（情報の伝達）だけではありません．自分で迷っていることや困っていることがあれば，それを周囲に伝えて「一緒に解決していくプロセスをも共有すること」が必要でしょう．皆で一つひとつの事例を通して，具体的に問題を解決する体験を積み重ねることを，いつも心がけていたいと思っています．

文献
1) 高橋克徳，他：不機嫌な職場—なぜ社員同士で協力できないのか．講談社，pp50-52，2008

COLUMN
メールの功罪

　僕が高校生の頃，彼女をデートに誘うには公衆電話の前で何度も挨拶を練習し"どうか，お父さんが電話に出ませんように…"と願いながら，電話をかけていました．願いもむなしく「もしもし…」の声は迫力あるお父様．たじろぎながらも，取り次いでもらうために必死でバクバクする心臓を押えながら電話をかけたことを思い出します．

　携帯電話が固定電話の普及率を超えたのは2000年頃．最近は連絡のとり方も大きく変わり，メールを使う人が増えました．自宅のパソコンにも毎日たくさんのメールが舞い込んできます．便利なツールですが，手軽になり過ぎたのかもしれません．企業では同じ部屋にいる人への連絡にもメールを使う人があらわれ，コミュニケーションの取り方も大きく変わったようです．

　お願いのメールも連絡のメールも定型的な書式があり「お世話になります．○○です」から始まり，「さて，○○の件ですが」で用件を読まされ，「以上，お願い（ご連絡）申し上げます」で結ばれる．本当にお願いされている場合もあるし，とりあえずお願いされる場合もあり，本当に知っていてほしい連絡もあるし，形式的な連絡もありますが，送信している方の心の中までは見えません．もちろんメールの作法を守る・守らないはありますが，それなりの文章は誰でも作成することは容易です．試しに，この本の編集担当の山中さんに「原稿の締め切りに遅れて，大変申し訳ございません」というメールを頭を下げながら送った場合と，お尻をボリボリ掻きながらとか鼻をほじりながらとか…謝罪の態度なく送った場合で違いがあるか実験しようかと思いましたが…試すまでもなく，どちらにしても「お忙しい中，いつもありがとうございます．了解いたしました．来週までお待ちしております」とやさしい言葉が返ってくるので実施しませんでしたが．

　メールは情報を伝達するツールとしては便利ですが，情報を共有し，意味を共感してもらうためにはなんらかの工夫が必要だと感じています．企業では，よりよい情報伝達の努力は行われていても「伝えたつもり」で安心したことが重大な事故につながった事例がたくさんあります．スタッフ数が増えた回復期リハ病棟でも，会議やミーティングの内容を伝達・共有・共感するためには工夫を続ける必要がありそうです．「伝える」ではなく「伝わる」には，僕が苦手な「根気」というものが必要だということなのでしょう．

scene 16 「入院時合同評価」での協働について

　患者さんの入院時に多職種で合同評価を実践している病院は多いと思います。当院でも2008年9月から，入院当日に患者さんを担当するスタッフが集まり「入院時合同評価」を実施しています。入院時合同評価では，起き上がりや移乗などの基本動作能力の評価やベッドサイドの環境設定，昼食と食後の洗面や排泄などの評価を行い，入院時の目標設定を行います。このシーンでは入院時合同評価の場面を中心に，入院初日に必要な協働について紹介します。

事例紹介

　鈴木さん（仮名），60歳代・女性。診断名：左中大脳動脈領域の脳梗塞。現症：右片麻痺は上肢下肢共に軽度。運動性失語があり，うなずきや首を振ることで意思表示できるが，言語の表出は困難であった。急性期の病院ではベッド上の生活で排泄もオムツを使用。発症から20日目に当院回復期病棟へ入院した。

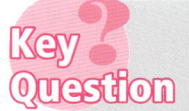

Key Question

- スタッフ間で意見が違っても，十分に話し合うことができているか？
- 決定した方針に基づいて，スタッフ全員が同じ視点で協働できているか？

scene 入院時合同評価と入院日の鈴木さんへの対応

　スタッフが揃ってお部屋にうかがうと，横になっていた鈴木さん

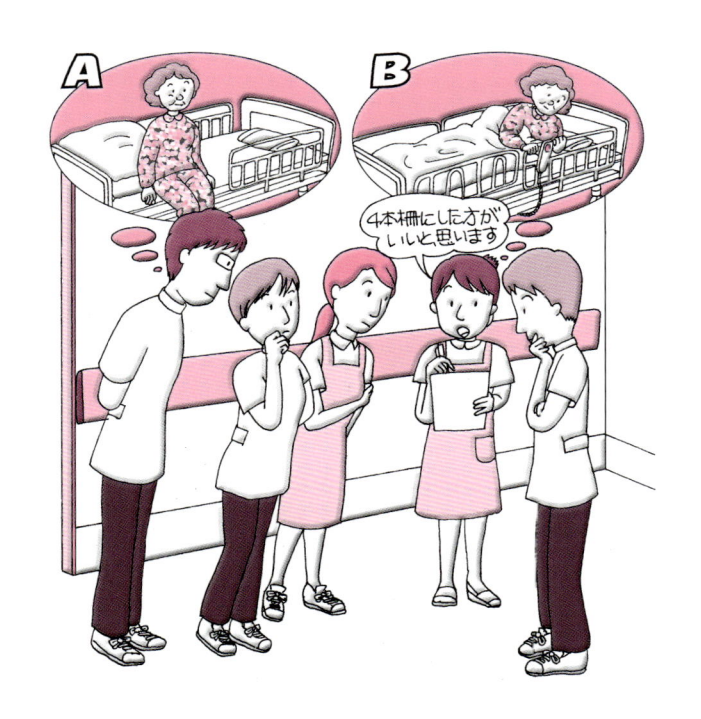

（吹き出し）4本柵にした方がいいと思います

　は自分で身体を起こして長座位になり，自己紹介するスタッフ一人ずつに丁寧にお辞儀をされた。PTが「身体の動きを拝見させてください」と言うと鈴木さんはうなずき，起き上がりから座位保持まで安定して行うことができた。しかし，立位は手すりを使用しても不安定で車いすへの移乗には介助が必要であった。また，車いすのブレーキやフットサポートの操作は指示が必要だった。ベッドサイドでひと通りの評価を行った後，昼食前に「トイレは大丈夫ですか？」と聞くと，うなずかれたのでトイレに誘導すると軽介助で排泄することができた。食事は器が動かないように準備すると左手でスプーンとフォークを使用して，一人で食べることができた。

　鈴木さんの食事を観察しながら，担当スタッフはベッド周囲の転倒予防対策について検討したが意見は二つに分かれた。一つは，立位は不安定で，必要なときにスタッフコールを押して介助を求める

scene 16 「入院時合同評価」での協働について

ことができるかわからないという理由から「確実にスタッフコールを押せるまでは4本柵にしたほうが安全だと思う」という意見であった。もう一つは，「言葉の理解はできるし，座位までは安定している。本人の欲求やどんなときに動きたいのかを確認する意味でも3本柵として，スタッフコールの指導を行ったほうがいい。念のため，センサーマットを利用すればよいのではないか」という意見であった。はじめは，リスク管理上，安全を第一に4本柵で様子を見たいという意見が多かったが，「丁寧にスタッフにお辞儀をしていた鈴木さんが前向きにリハに取り組めるようにスタートしたい」という気持ちと，危険性は少ないと判断したスタッフの意見を尊重して，3本柵で足元にセンサーマットを敷き，夕方までの行動をスタッフ全員で観察して危険であれば対策を再検討することになった。そして，その日の勤務スタッフ全員に話し合いの結果を伝えた。

その日の午後，担当OTだった谷川さんはほかの患者の歩行訓練を病棟廊下で行いながら，鈴木さんのコールが鳴ったときには様子を見に行けるようにしたり，リハの合間にも遠目に観察するなど注意深く見守った。NSやケアワーカーもほかの患者のコールに対応した後に鈴木さんの様子を見てくれた。

夕方，センサーマットが反応したので私（NS一宮）が訪室すると，鈴木さんは端座位になっていた。「トイレですか？」とたずねるとうなずかれて，トイレに誘導すると失禁なく排泄できた。その後もう一度コールを押すことを指導すると夕食前にはコールを押してくれた。そのほかに何度かセンサーマットが反応したときも，座位になって水を飲むなど危険な行動はないことが確認でき，そのまま3本柵でセンサーマットの使用となった。そして5日後にはコールが確実に押せて，車いすの操作も習得できたのでセンサーマットの使用も中止となった。

シーンをとおして伝えたかったこと

① 合同評価では, 意見が違っても十分に話し合う

　　同じ場面で評価をしていてもスタッフ間で意見が食い違うことがあります。特に入院時は情報も少なくそれぞれの見方や経験によって患者さんのとらえ方も異なりやすいので，十分に話し合うことが大切です。相手が判断した理由を聞くこと，そして，自分が判断した理由を伝えること。そのうえでリスク管理のみを優先するのではなく「患者さんのためにはどうしたらいいのか？」という視点で話し合うと，皆が納得できて患者さんにとってよりよい方法を選択できると思います。

② 決定した方針に基づいて, 病棟スタッフ全員が同じ視点で協働する

　　可能な範囲で患者さんを抑制せずに，患者さん自らが動いてみようと気持ちを動かしてくれるようなかかわりは転倒のリスクも伴います。転倒予防をするためには，スタッフ全員が患者さんの情報を共有したうえで同じ視点で見ることが大切ですし，セラピストも入院間もない患者さんのコールサインを見つけたら，すぐに対応することが求められます。すべてのスタッフが適切に対応するためには，センサーマットを設置した目的や評価してほしいことを具体的に伝えなければいけません。「センサーマットを使用しているから気をつけて」とだけ伝えると危険な患者さんという認識をスタッフに持たせてしまい，正確な評価ができずにいつまでもセンサーマットを使用し続けることにもなりかねません。

　　病棟での生活は，いかに安全に自由に過ごせるかが大切です。多職種が同じ場面で評価し対策を立てるだけでなく，その後もスタッフ全員が同じ視点でケアできることが重要です。

● まとめ

　　入院時合同評価を始めて3年以上経過しました。当初の目的は，患者さんやご家族が何度も同じことを聞かれたりしないように，同じ場所で多職種が情報共有をすることと，初回カンファレンスまでの目標設定を具体的にして，入院日に患者・家族に説明することでした。しかし「入院時合同評価」を続けてきた中で，同じ場所で同じように患者さんの言葉を聞いて動きを見ているのに，人によって捉え方が違うということがわかりました。患者さんにとって，よりよい目標設定ができるように，相手の意見を聞いて自分の意見を伝えることが重要であると同時に，スタッフへの教育的なかかわりを続けることが必要だと感じています。

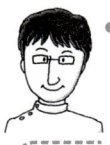

OTのコメント

　「入院時合同評価」を始める際には，合同評価の時間に全スタッフが集まることの難しさや，短時間で誰がどのような評価をするのかという手順の取り決めなどについていろいろな議論もありました。また，経験が少ないスタッフが多いことから，挨拶の仕方や評価手順などの確認のため，病棟ごとに練習会を行ったうえで実施に至りました。導入時には不安も多かった取り組みでしたが，初期にはPTもしくはOTの病棟責任者も合同評価に加わることで定着するに至りました。今では専従医や病棟師長のリーダーシップでこれまで継続できたことの効果をあらためて感じています。担当スタッフ間で意見が食い違うことも少なくありませんが，そのことが他職種の考えを知る機会にもなりました。意見を戦わせながらも毎日の「入院時合同評価」の中で，「私たちの病院（病棟）では，このように患者さん中心に考えて取り組んでいこう」という指針をチームリーダーとなるスタッフが繰り返し伝えることが，チームを育てるうえで重要であると感じています。

scene 17 面談

　「説明と同意」が重要視され，「インフォームドコンセント」という言葉が日本でも使われるようになって20年以上になります[1]。最近は，病院へ行くと何枚もの説明書を渡され，同意書にサインしなくては治療が始まらないなんてこともよく耳にします。当院でも入院時には入院診療計画書，リハ同意書などがあり，その後も面談のときにはリハ総合実施計画書を説明し同意を得てサインをいただいています。患者さんとご家族に看護やリハの目的を理解していただき目標を共有するためのものですが，実際には医療者側の一方的な説明と同意になってしまうこともあるのではないかと感じています。このシーンでは，面談の場面から説明と同意について考えてみたいと思います。

事例紹介

　岩田さん（仮名），60歳代・男性。診断名：左被殻出血，右片麻痺。現症：発症から18日目に当院回復期リハ病棟に転院。麻痺は上肢中等度，下肢は軽度であり，入院時には杖歩行が可能であった。大きな農場の経営者で，復職を希望されていた。家族は妻と息子の三人暮らしで，息子は一緒に農場で働いていた。

Key Question
- 患者さんが主体の面談をするためには？
- 日々の看護やリハ場面での説明が行われているか？

scene 面談後に怒りが爆発した岩田さん

　岩田さんは入院時から，「早く仕事に戻りたい」と意欲的で，リハの時間以外にもOTコーナーで上肢の自主トレを黙々と行っていた。左手を使用しての食事や整容，更衣などは自立していたが，「右手で道具が使えるようにならないと困る。杖なんかついて歩いていては仕事にならない」と話していた。リハでは右手で箸の使用や書字練習を行い，土の上を歩けるように不整地での歩行訓練を行っていた。入院2週間後の評価カンファレンスでは，「右手は補助的に使用できてADLも自立しているが，右手の機能回復への執着が強く，自主トレをやりすぎて上肢の筋緊張が亢進している」「歩行は杖を使用したほうが負担は少ないが，杖なし歩行にこだわりがあり，病棟内で杖を使わないことが多く，歩容が崩れている」などが問題として挙げられた。そのため担当セラピストからは，面談の際に障がいは残るということを理解してもらえるように説明してほしいと主治医へ依頼された。また，復職についても，土の上を歩くことは可能であるが，農機具の使用や重たい物を運ぶなどは難しいという評価で「息子さんのアドバイザーとしての役割をしたほうがよいのではないか」ということになった。

　翌日の面談で主治医は，日常生活動作は左手を使ってすべて自分でできている。FIMの得点も120点と自立レベルであることを伝えたうえで麻痺の状況を説明し，自主トレのやりすぎは逆効果になると説明した。そして，仕事については，すぐに100％の復帰は難しいので息子さんにアドバイスをすることを中心にしたらどうかという提案をした。面談の最中，岩田さんは一度もうなずくことなく，黙って下を向いたままであった。医師が「何か聞きたいことはありませんか？」と問いかけても岩田さんは下を向いたままで，同席していた妻は，「身の回りのことが一人でできるようになってよかったです」と話した。リハ総合実施計画書へのサインは息子さんがして，面談が終了した。

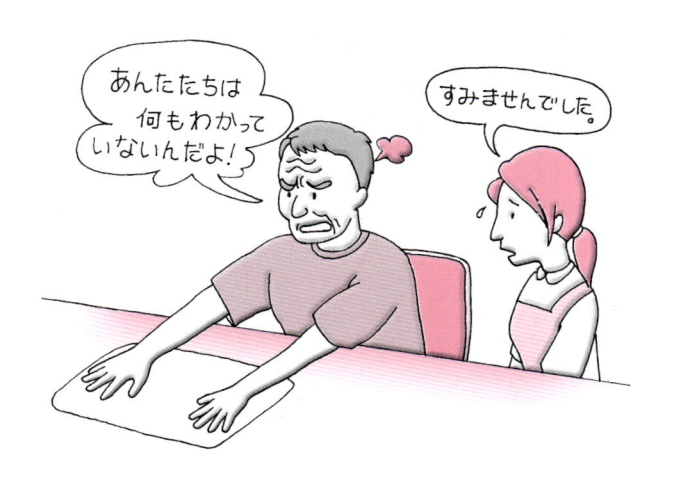

面談室を出た岩田さんはそのまま，OTコーナーへ向かい，黙々と自主トレを始めた。私（NS一宮）は，面談中の岩田さんの様子が気になっていたので，岩田さんの隣に座った。しばらくすると岩田さんは手を止めて話し始めた。「あんたたちは何もわかっていない。日常生活の点数が高くても何も意味はない。点数をつけてくれなんて頼んだ覚えはない。この手足が元どおりになるとは思っていないけど，なんとか仕事ができるようにしたいと思っていた。あんたたちは仕事を休んでも給料が出るかもしれないけど，自営業は休んだらお金が入ってこない。客商売は信用が第一で俺がつくったものだから信用して買ってくれているお客がいっぱいいるんだ」と怒りで体を震わせながら訴えられた。私は岩田さんの気持ちをわかっていなかったことを謝罪したが，岩田さんは「もういいです。一人にしてください」と部屋に戻ってしまった。

シーンをとおして伝えたかったこと

① 患者さんが自分の意見を言えるための日頃の関係づくり

今回のシーンは私が主任になってすぐの面談での失敗です。岩田さんは入院時から歩行でのADLも自立していて，認知面の問題も

なかったため，廊下で挨拶をしたり，自主トレに励んでいる姿を見て声をかけるくらいで岩田さんやご家族とゆっくり話をしていませんでした。評価会議で担当のNSやセラピストが問題にしていた「右手の機能回復への執着が強い」「自主トレをやりすぎてしまう」ということを，そのまま受け止めて主治医と面談をしたため，面談中に主治医の説明に何の反応もしない岩田さんの様子に戸惑いました。そして，面談の後，岩田さんが涙ながらに「あんたたちは何もわかっていない」と訴えられたときに何か鋭いものを突き刺されたような衝撃を受けました。たしかに何もわかっていなかったからです。入院されてから2週間，岩田さんの気持ちに向き合えなかったことを後悔しました。

　面談の目的は，それぞれの専門職が，それぞれの視点で患者さんの能力を評価して，目標や予後予測をした結果を説明し，患者さんやご家族と目標を共有することです。しかし，日々の看護やリハの中で患者さんやご家族の思いを聴いて，それに応じた説明をしていなければ，面談のときにいきなり医療者側の勝手な評価結果を伝えられることになります。それでは患者さんやご家族も納得できないのは当然のことです。この失敗以後，私は患者さんやご家族への声かけを以前よりも意識して行っています。そして，評価会議の前には，患者さんやご家族の気持ちを確認します。スタッフを信用していないわけではなく，私が聴いたときに話をしてくれることとスタッフが聴いたときに話すことは違うかもしれないので，自分なりに確認しているということです。面談の場面で患者さんやご家族が悲しい思いをしないように，面談前後のサポートをすることは，チームマネジャーや看護師長などチームをマネジメントする者の役割だと思います。ここがうまく機能していると短い面談時間が患者さんにとっても，私たちにとっても有効なものになると思います。

② 日々の看護やリハ場面で，患者さんが納得できる説明を

　今回のように，セラピストから「患者さんが現状の受け入れがで

きなくて，こちらのプログラムに乗れないから面談で障がいの説明をしてください」と依頼されることがあります。しかし，面談で資料をもとに，脳の機能や障がいについて説明をしても理解が得られることはないと思います。病状や障がいの説明は面談のときに医師だけがするのではなく，日々かかわるスタッフの役割が重要です。頭ではわかっていても，受け入れられない現実とどのように付き合っていくのかを，実際の生活やリハの中で，いろいろな体験をとおして患者さん自身がみつけられるよう支援することが大切だと思うからです。さまざまな場面で困難なことに直面したときに，どのように対処すればよいかを指導することや患者さんの希望する生活に向けて，今どのようなリハをしているのかを繰り返し説明することが大切な役割になります。自分の行っている看護やリハの意味や目的をしっかり説明できるようにしたいと思います。

◉ まとめ

　人に思いを伝えることは，とても難しいと面談の場面で数々の失敗を繰り返す中でつくづく感じています。「なんとか退院の話をしたい」「もう少し面会に来てほしい」など，こちらの意見を伝えて説得しようと意気込むと失敗します。失敗を繰り返す中で，まず相手の思いをじっくり聴くことが大切だと学習しました。患者さんもご家族も十分に話を聞いてもらえたと思えると安心につながるようです。NSもセラピストも忙しくて「ゆっくり話を聴く時間がない」と嘆いていますが，聴く時間を確保できるようにチームの中で調整し，聴いたことを共有して，ケアやリハにつなげることが大切です。患者さんと家族が置き去りになった医療者の一方的なリハ，一方的な面談にならないように意識する必要があります。

OTのコメント

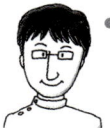

患者さんやご家族の本当の思いを聴くということは，とてつもなく難しいことです．鷲田[2]は「聴くということがだれかの言葉を受けとめることであるとするならば，聴くというのは待つことである．話す側からすればそれは，何を言っても受け容れてもらえる，留保をつけずに言葉を受けとめてくれる，そういう，自分がそのままで受け容れてもらえるという感触のことである」と述べています．僕は，臨床の場面で「聴くこと」の力が足りないために，患者・家族の本当の気持ちをつかめないまま，作業療法を提供しなければならないもどかしさをよく感じます．その中で多少なりとも努力をしていることの一つに，患者さんにはカンファレンスの前にOTとしての評価結果，目標などをあらためてお伝えし，「このようなことをカンファレンスでOTとして報告したいと思っています…○○さんからは，何か付け加えたいことや，そのほかなんでもリハに対しての希望や困っていることはありませんか？」とお聞きするようにしています．もちろん，日頃の関係づくりが大切ですが，この事例からは「対象者や家族の思いを聴き，対象者のこれまでの人生やこれからの人生をストーリーとして感じ共有できる作業療法」[3]を高めることが必要だとあらためて考えさせられました．

事例でご紹介した岩田さんは，退院後，農場の仕事を再開されました．農機具の扱いも一人で行えるようになり　自分のところで取れたお米10kgの袋を肩に抱えて病棟に来られ「うちで取れたお米だよ．食べて」と元気な姿を見せてくださいました．

文献

1) 水野　肇：インフォームド・コンセント―医療現場における説明と同意．中央公論社，pp3-16，1990
2) 鷲田清一：「待つ」ということ．角川学芸出版，pp66-74，2006
3) 香山明美，他：作業療法の面接技術―ストーリーの共有を目指して．三輪書店，2009

COLUMN
外来リハより

　僕は今年の春から外来の作業療法を担当させていただいています。回復期リハ病棟にいたときにはなんとなくしか見えていなかったことが，今は毎日目の前にあります。

　脳出血で急性期病院に運ばれた後，順調に機能回復した50歳代女性のAさんは片麻痺も軽度でADLも自立して自宅退院された後，当院の外来リハを受けている。少しふらつき気味だった歩行も，外来リハ開始から1カ月で屋外もほとんど問題なく（そう見えます）歩行可能。でも，彼女の気持ちは退院してから，さらに落ち込んでいる。ほとんど麻痺のない状態に回復したが，「まだ完ぺきじゃないから，ご近所は歩きたくないんです。買い物も行けません」「夜はまだ眠剤がないと眠れないし，夜中に怖くて目が覚めます」「食欲がなくて，また体重が減ったみたいです」などなど…。"1，2カ月で無事に外来リハを終了できるかな"と最初に甘く見込んでいた僕の誤りが，日を追うにつれて浮かび上がる。

　重度の片麻痺のBさんは40歳代。ある回復期リハ病棟を退院して来られた方。病院を退院するときには車いすでADL自立だったが，退院後すぐに起き上がりにもトイレにも介助が必要になった。聴くと退院後の自宅ではベッドとベッド柵が変わり，トイレの手すりも使いにくくて難しいとのこと。もちろん退院前には住宅改修のための訪問が実施され，改修もされていたのだが…。

　働き盛りで片麻痺になったCさん。ある回復期リハからの申し送りでは「3カ月後を目途に復職予定で，それまでリハの継続を」とあった。外来リハを開始して1カ月過ぎた頃Cさんは「今の体力や歩きではとても仕事は無理です。あと半年くらいは家で静養しながら，外来でリハをしたい」と。僕は，まだまだ1年以上は仕事ができる歩行・体力の回復は難しいような気がしている…。

　患者さんの将来を見通すのはとても難しいことです。送っていただいた病院には外来での状況をお伝えします。ですから，退院後の患者さんの状況をどうか確認していただき，今後の患者さんのリハに生かしていただきたいと思います。

scene 18 住環境整備支援のための「家庭訪問」で必要なこと

　住環境の確認や住宅改修の必要性を検討することなどを目的に，入院中の患者さんのご家庭を訪問させていただく機会は多いと思います。住環境の整備は，患者さんやご家族のこれからの暮らしを整えるという視点で考えると，たいへん難しいことです。患者さんとご家族の心身機能や暮らし方，生き方に合わせた住環境を整えるために，私たちは多くの職種と協働して支援することが期待されています。このシーンでは，住環境の整備を主な目的として家庭訪問を行う際に大切にしたいことをお伝えします。

事例紹介

　前田さん（仮名），70歳代・男性。診断名：右大腿骨頚部骨折術後。

　前田さんは，再骨折による2回目の入院だった。1回目は自宅内で転倒して，左の大腿骨頚部骨折の術後に当院へ入院。約2カ月間のリハを行い，つたい歩きが可能で入浴以外のADLが自立して退院した。今回，退院からわずか2週間後に自宅で転倒し，右の大腿骨頚部骨折を受傷。人工関節全置換術から14日目に当院回復期リハ病棟に入院となった。前田さんは，70歳代の妻と二人暮らしだった。

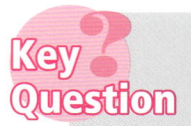

Key Question

▶ 家庭訪問して，私たちが見るべきこと，感じるべきこととは？
▶ 自分たちが行った支援の振り返りをしているか？

scene 希望される生活を安全に行えるようにするための家庭訪問

　前田さん宅への家庭訪問は，1回目の入院時にもPTとOTが実施していた。そのときは，自宅内は独歩で，玄関の上がりかまちの昇降は妻が介助することにしていた。トイレは左右の壁に手すりを設置。浴室は手すり設置と浴用椅子を購入し，ヘルパー介助で入浴する設定で退院した。前田さんは1回目の入院中，足の痛みや「疲れるから」という理由で，食事のとき以外はベッドに横になっていることが多かった。NSが余暇活動に誘っても「病人なんだから，そんなことはできない」と答え，趣味のカメラや絵を描くことにも消極的だったので，スタッフは自宅に帰ってからもあまり動かないのではないかという予測をし，主にトイレ動作が自立することを考えた改修を行っていた。

　再入院されたときに妻からご自宅での生活の様子を聞くと，「家に帰ったら元気になって，一人でカメラを抱えてテラスに出ようとしたり片づけをしたりと歩きまわるので，何度か転んでいました。トイレも昼間はいいけど，夜はときどきトインまで歩けなくなって，途中で手を貸さなきゃいけない状態でした。危なくて目が離せないので，買い物に行くときも車に乗せて連れていくしかなくて，私は休む暇がなくて大変でした」と話された。

　2回目の入院時も，前田さんは前回と同様，食事とリハ以外の時間は寝ていることが多く，排泄はベッド上で尿器を使用したいと希望することが多かった。私たちは，退院調整を行うにあたり前回の家庭訪問の資料を参考にして話し合った結果，もう一度家庭訪問を実施した。

　2回目の家庭訪問にはNS・OT・MSWが同行し，担当の介護支援専門員にも同席してもらった。大手メーカーのエンジニアで海外出張も多くバリバリの企業戦士だった前田さんは，退職された後に都心から伊豆の温泉付き住宅に引っ越しをされた。玄関前には，不揃いの大きな石で造られた階段が3段あり，歩行器を使用すること

scene 18　住環境整備支援のための「家庭訪問」で必要なこと

は難しいため，車いすごと担いで玄関まで上がった。玄関はとても広く，上がりかまちは30cmほどあった。1回目の退院時は，靴箱につかまり妻の介助で昇降する設定だったが，妻が毎回介助するのは負担だったようで，「上がるのはなんとかなりましたが，降りるのが怖くて大変でした」と話をされた。家の中はペルシャ絨毯が敷かれており，あちらこちらに陶器の置物や絵画が飾られていた。

　リビングルームに入った前田さんは，ご自分のソファに座ると満足そうに笑って，病院にいるときとは違った表情や口調で私たちに「皆さんも座ってください。お母さん，お茶出して」と言われた。その後は，部屋の置物や絵画，趣味の話など，前田さんと妻の話は止まらず，私たちはしばらくお話を聞いていた。その話を聞くことで前田さんと妻の今までの生活の様子や，病棟では動きたがらない前田さんが自宅に帰ると動きたくなる気持ちがわかり，希望されている暮らし方が見えてきた。そこで，うかがったお話を踏まえ，退院後の生活についてあらためて相談をした。

　前回は，妻と二人で外出することは想定されず，通所サービスの利用時は送迎スタッフが介助することにしていたので，玄関までのアプローチと玄関の上がりかまちは改修していなかった。しかし，実際の生活では，毎日のように妻の介助で一緒に買い物に出かけていた。また，妻と二人でドライブしたり，食事に出かけたいというニーズがあった。そのため，二人で安全に気軽に出かけられる方法を検討して，玄関に電動昇降機の取り付けを提案した。そして，屋外には車いすで駐車場まで移動しやすいようにスロープを設置することとなった。また，日中過ごすリビングは広く，つかまる場所も少なかった。前回，カメラを持って庭が見えるテラスに行こうとして転倒されたので，車いすの自走ができれば楽に庭を見ることができ，妻も見守り続ける必要がなくなると考え，車いすを使用する生活を提案した。寝室からトイレまでは3mほどあり，その部分の廊下は幅が狭かったため，夜間はポータブルトイレを使用することを提案し，前田さんにも了解を得ることができた。入浴は自宅の温

117

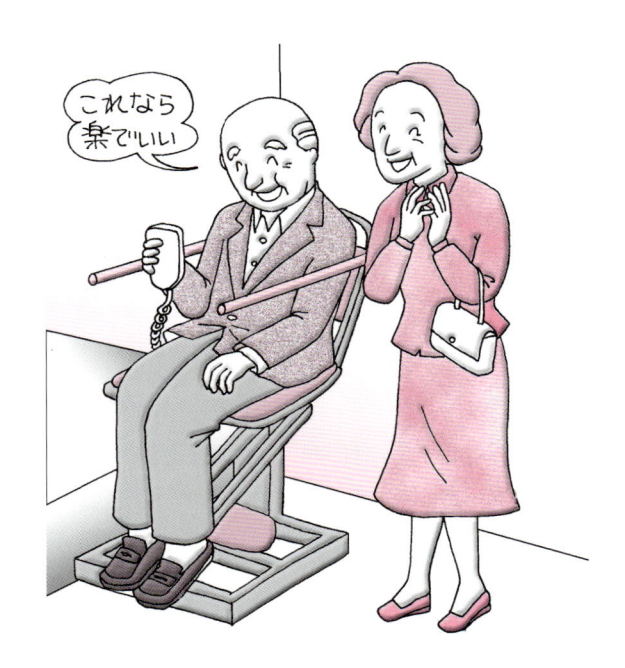

泉に入るために，ヘルパーを週3回依頼。歩行能力の維持と妻の介護負担軽減を目的に，週2回の通所リハを利用できるように介護支援専門員に依頼した。

　家庭訪問後，病棟では日中のトイレ歩行，夜間のポータブルトイレの使用，車いすの自走，車への乗り降りの練習を実施。自宅での生活イメージをあらためて確認できたことで，前田さんも積極的にリハを行われるようになった。

　それから2週間後，ご自宅の改修や機器の準備が完了したので，もう一度家庭訪問を実施した。機械の操作が苦手な妻は，昇降機の操作に戸惑ったが，前田さんが指示を出しながら昇降できることを確認した。ベッドやポータブルトイレの位置の調整も行い，トイレまでの移動も何度か練習をした。「これならいいよ。今度は大丈夫」と本人も納得され，自宅退院となった。

scene 18 住環境整備支援のための「家庭訪問」で必要なこと

シーンをとおして伝えたかったこと

① 1回目の失敗から学んだこと―ニーズの把握と暮らし方を知ることが大切

　家庭訪問は，住環境の確認と住宅改修の必要性を評価することが大きな目的ですから，訪問する前に患者さんの能力を正しく評価したうえで，どのような生活ができるかということを予測しておく必要があります。そのためには，ご自宅の環境を考慮したリハが必要なだけではなく，患者さんやご家族がどのような生活をしたいと思っているのかというニーズの把握が重要になります。前田さんの1回目の入院中に行った家庭訪問ではニーズの把握が不十分であり，日中の食事や排泄，入浴などの基本的な活動ができることだけを考えた指導や改修になっていました。その結果，退院後2週間で転倒骨折することにつながってしまったと反省しました。

　入院する前の生活について詳しく聞き，やりたいことや家族がやってほしいと思っていることなどを確認することが大切ですが，病棟生活の中では十分に確認できないこともあります。実際にご自宅を訪問して，生活されていた環境の中で暮らしぶりを感じながらお話を聞くと，隠れたニーズや患者・家族も気づけていない潜在的なニーズが表面化されることも多いと感じています。ご自宅に帰られたときの患者さんの表情などにも気を配りながら，生活の様子を感じ取ることも家庭訪問においては大切なことだと思います。

② その場で適切な方法を提案できるための準備

　たった一度の訪問で患者・家族の暮らしを理解するのは無理なことでしょうが，スタッフが入院中に何度も家庭訪問を行うことは難しいことです。訪問した際には，その場で，できるだけ適切な方法を提案することが求められます。適切な方法とは，患者さんの能力と家族の介護力やニーズを考えたうえで，「いつでも，どのような状況でも安全に，楽に」ということです。前田さんが外出するため

に，30cmの上がりかまちを妻の介助で上り下りすることは，頑張ればできることでしたが，「いつでも安全に，楽に」という点においては問題がありました。生活をしていれば疲れていて調子が悪いときや，具合が悪くて病院に行くことなどいろいろなことがあります。トイレまでの歩行も，夜間の身体の動きが悪いときのことも考えた方法の提案が必要でした。その場で適切な方法を提案するためには，住環境整備に関する知識だけではなく，患者さんや家族の一日の動きを把握していることや介護力を評価する入念な準備が必要です。さらに在宅生活を支える介護支援専門員や建築施工業者なども含めて，多職種で連携することも重要になります。

③ モニタリングやアフターフォローを大切にする

　住宅改修やサービス調整などをし，退院した後は介護支援専門員にお任せになってしまうのでは責任ある指導にはなりませんし，自分たちの経験を積み重ねることもできません。自分たちが行った支援が十分に役立ったかの確認と，その後のフィードバックを受けることが必要だと思います。たくさん手すりを付けたけれど実際は役に立たずに邪魔になっているとか，福祉機器を導入したが，すぐに使わなくなってしまったということはよく耳にすることです。前田さんの場合は，一度目の退院後間もなく転倒・骨折されたこともあり，2回目の入院では環境調整後にあらためて家庭訪問を行いました。そこでわかったことの一つに，妻にとって設置した昇降機の操作が難しいということでした。私たちは簡単なことだと思っていた昇降機の操作でしたが，70歳を過ぎた妻にとっては簡単に使えないことが確認できました。操作方法を練習する中で，昇降スイッチの操作は前田さん本人にしていただくほうが安全だということを確認し，無事に昇降機を使用することができるようになりました。あらためて自分たちの常識を捨てて，相手の立場で考えることを学ばせていただきました。

　退院後の生活のアフターフォローも重要なことです。前田さんは

当院の通所リハを利用されたので，通所リハスタッフから退院後の状況を確認することができていますが，担当の介護支援専門員から情報を得たり，機会をつくってスタッフが訪問することを積み重ねると，より良い住環境支援を行うための力がスタッフにもついてくると思います。

◎ まとめ

　回復期リハ病棟で働く私たちが目指しているのは，患者さんやご家族が自分の居場所で，その人らしく生活できることです。しかし，病棟で働くスタッフのほとんどが在宅ケアの経験がないため，障がいを持って自宅で生活することのイメージを持つことが難しい状況です。病棟という特殊な環境での移動や食事，排泄や入浴などのADLができるだけでなく，「365日，24時間の暮らし」ということを考えたうえで，どのような住環境整備が必要かということを提案できればよいのですが，まだまだ経験も不足しており，難しいことだと感じています。自分たちが提案した方法が適切であったかを確認するためにも退院前には外泊や外出訓練を実施するようにしていますが，1，2回の外泊では問題点が明確にならないこともあります。そのため，退院後にあらためて訪問させていただき，ご自宅での暮らしを見る機会を増やすことを少しずつ実施していますが，業務時間内に退院後の患者さんを訪問する時間をつくることは，セラピストにとっては簡単ではありません。そこで最近は，退院後の生活が心配な患者さんの場合，家庭訪問に訪問リハや訪問看護のスタッフに同行してもらい，在宅を支えるスタッフの視点からのアドバイスをもらうようにしました。入院中にできる能力を引き出し，いろいろなチャレンジをすることと同時に入院中にできることの限界も認識したうえで，在宅を支えるスタッフにつなげることも，回復期で働く私たちの大切な役割だと思います。

　この原稿を書いているのは，2回目の退院から，まだ1カ月ですが，前田さんはご自宅での生活を楽しまれています。

OTのコメント

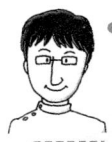

　住環境整備のことを考えるとき，いつも思い出す方がいます。もう20年以上前に担当させていただいた高橋誠さんという方です。事故でC7，8レベルの頸髄損傷を受けた誠さんの担当OTになったのが，OTになって間もない僕でした。いろいろなことを経て，ご自宅に退院されるにあたり，ご自宅の敷地内に誠さんが車いすで生活できるスペースを増築することになりました。当時僕が勤務していたのは，静岡県の伊豆半島。そして誠さんとご家族が住む地は，茨城県でした。増築のプランは僕と誠さんとお母様が伊豆で，そして建築の設計・施行の業者は茨城県で考えることになりました。主にFAXを用いて，図面をやりとりさせていただきましたが，新人の僕にとってたいへん大きな責任を感じた仕事でした。

　無事に退院されてしばらくして，丁寧なお手紙とともに増築されたお部屋の写真などを誠さんが送ってくださったのですが，その中の2枚の写真を見て，僕は自分の大きなミスに気づき崖から突き落とされたようなショックを受けました。その写真が次の頁の写真です。

　車いすから楽に横移乗できるように設定した浴室でしたが，結果はご覧のとおりです。設計したときに僕が提示した図面の高さは，退院直前まで使用していた病院の車いすの座面の高さでした。そして写真の誠さんが乗っているのが，退院時にでき上がった彼の新車。言い訳することもできない，僕の大きなミスでした。

　あれから20年以上経ちましたが，誠さんやお母様とは手紙やメールなどで，連絡をとらせていただく関係が続いています。本当にありがたいことです。あらためて当時の手紙と写真を見ながら，このコメントを書いている今，自分がこの失敗の経験をどれだけ生かして臨床を続けてきたのかと問い直しています。住環境の整備は，その後の患者・家族の暮らし方や人生に大きな影響を与えます。20年前と異なり，さまざまな専門家が協働して取り組める状況になりました。自分の役割を認識し，スキルを高めるとともに，協働

の中で暮らしを支える住環境整備が行えるように努力を重ねたいと思います（誠さんの能力に救われ，そして今の車いすは座面が少し高くなり，写真の浴室はそのまま使用されています）。

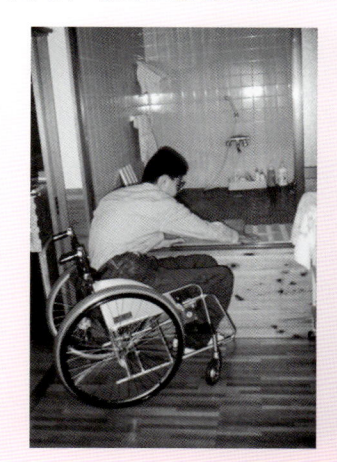

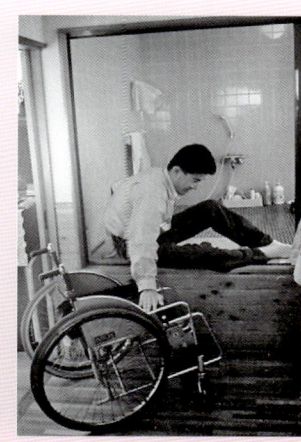

参考文献
1）金沢善智：利用者から学ぶ福祉住環境整備．三輪書店，2007

scene 19 退院調整

　回復期リハ病棟では入院時合同評価，定期的な評価カンファレンス，患者・家族への方針の説明と目標の共有，家庭訪問，退院時カンファレンスなどが行われており，多職種間の協働や地域連携のシステムが整っています。しかし，このプロセスどおりに進めるだけでは患者さんやご家族が自宅に帰ってから，その人らしい生活を再構築することはできません。このシーンでは，私たちが退院調整をする際に大切にしていることについてお伝えしたいと思います。

事例紹介

平田さん（仮名），80歳代・男性。診断名：脳梗塞，左片麻痺。発症から30日で当院回復期リハ病棟に入院。左片麻痺は軽度で，ふらつきはあったが歩行可能。嚥下障害，構音障害，見当識障害を認めた。また，夜間せん妄があり，ベッドからの転落や点滴の自己抜去があったため，急性期病院では体幹抑制をされていた。

Key Question
- 患者さんの現状をご家族に理解してもらえる支援とは？
- 患者さんと家族，病院と地域をつなげる調整とは？

scene　家に帰りたい平田さんと，施設入所を希望する息子さん

　入院日に平田さんの奥様は，「前の病院では暴れて迷惑をかけるので，毎日朝から晩まで付き添っていました。こちらでも迷惑をか

けると困るので朝から面会に来てもよいですか」と話しながら，不安そうな表情であった。平田さんの歩行はふらつきがあるため，見守りが必要だと判断しベッドの足もとにセンサーマットを敷いて行動の見守りを行っていた。

　その日の夕方，平田さんは奥様が帰宅した後，「家に帰ります」と言って荷物をまとめ，病棟から出て行こうとする行動が見られた。そして，翌日以降も「あいつ（妻）を一人にするのは心配だから家に帰りたい，また明日病院に来るから」と同じ行動を繰り返した。私たちは，少しでも病棟生活に慣れていただくために奥様から今までの生活の様子や職業などの話を聞いた。木を育てる仕事を長年していたことや最近は家庭菜園をして一日中庭にいたことなどを教えてもらい，それをリハや病棟生活に取り入れるように工夫した。

　入院から2週間後の評価カンファレンスでは，「身体的問題より，認知的な問題がある。慣れない環境で生活をするよりは，自宅のほうが落ち着いて生活できるのではないか」という意見が出た。面談では，そのことを奥様と遠方に住む息子さんへ伝えたが，息子さんは「前の病院では，おかしくなって暴れたりしていた。もともと頑固だったし，母親の言うことは聞かない。母親一人で何かあったら困るから，施設に入所させようと思う」と話し，奥様も「息子の言うとおりにします」と答えた。面談の後，もう一度奥様に気持ちを確認すると，「こんなに帰りたがっているし，私も一人でいるのはさびしいから連れて帰りたいけど，訳がわからなくなって暴れたり，庭の手入れで機械を使ってケガをされたりしても困る」と思いを打ち明けられた。そこで，再度奥様の気持ちを息子さんに伝えて，病院での生活ではしっかり行動できていることや混乱するのは夕方だけであることを説明し，そのうえで外出や外泊をすることに協力してほしいと依頼した。しかし，息子さんは「一度家に連れていくと病院に戻りたくないと言い出したら困る。元の父親に戻るまで病院でリハしてください」と今の状況では受け入れられない様子であった。

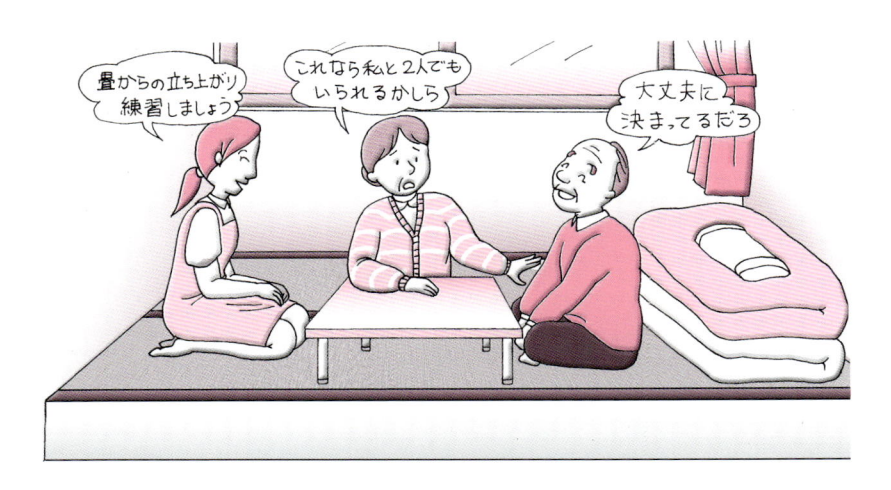

私（一宮）はチームメンバーに奥様や息子さんが心配している内容を説明し，どうしたら平田さんのできることを認識してもらえて不安が軽減するのか？　また，自宅生活のイメージを持ってもらえるのかということについて相談し，まず病棟で模擬的な二人の生活を試し，奥様に平田さんとの一日を体験してもらうことを計画した。奥様も「それなら安心です」と言って翌日荷物を持って朝から病院に来てくれた。私たちは個室に畳を敷いてテーブルを置き，座布団を並べて二人が一緒に座って話ができるような空間をつくった。PTは畳からの立ち座りの練習や奥様と一緒に屋外の散歩を行った。OTは布団を敷くことや庭木の剪定などを奥様と共に行い，NSは一緒に畳に座ってお茶を飲みながら夜のトイレのことを説明したり，入浴場面を見てもらって，ほとんど介助なく自分でできることを伝えた。奥様に感想を聞くと，「少しよたよたしているけど一緒にいるほうが安心で，夜もよく眠れました」と笑顔だった。

　次の段階として，自宅での平田さんの様子を確認するためにPT，OT，NSのうち時間の調整がつくスタッフが一人ついて，外出訓練として自宅に行くことを何度か実施した。自宅に帰ると平田さんの表情もやわらぎ，自分用の座いすに座り，新聞を読んだりして今までどおりに過ごせることを確認できた。2時間くらいから始めた外

出訓練だったが，数回実施すると行き帰りにスタッフが付き添うだけで，日中二人きりで過ごせるようになった。

次の息子さんとの面会時，それまでの経過を含めて夫婦で暮らすことが二人にとって最良であると考えていることをお伝えし，自宅に退院することについて相談をしたが，息子さんは心配が強く，すぐには了解が得られなかった。そこで，平田さんと妻と息子さんがゆっくり話し合いができるように個室に場所をつくった。平田さんは「この人（妻）一人にしておくわけにはいかない。自分の家に帰るのが当たり前だろ」と話し，奥様も「頼りないけど二人でなんとかなりそうだよ。この年で一人暮らしはさびしい」と自分たちの思いを息子さんに伝えることができた。MSWとNSから二人をサポートするためのサービス体制を説明すると息子さんが「今晩，家に連れて帰ってみてもいいですか」と言ってくれた。

翌日三人で病院に戻られたときは，息子さんの表情もやわらいで，「家の中で過ごすには，そんなに心配はいらないようでした」と話をされた。2回目の面談のときにはケアマネジャーや訪問看護，訪問リハのスタッフも同席して，具体的な自宅での生活イメージを平田さんとご家族に提案した。

自宅退院後，半年以上が経過した。二人の暮らしは落ちついてきたようで，最近は訪問リハのスタッフと一緒に庭でとれた野菜をたくさん抱えて病棟に遊びに来てくれるようになった。

シーンをとおして伝えたかったこと

① 患者・家族の不安を知り，障がいに慣れていく過程を支援する

脳卒中による麻痺や高次脳機能障害は，今までに体験したことのない症状です。患者自身が自分の障がいを現実的に認識することが難しいだけではなく，ご家族も困惑されることが少なくありません。特に見当識障害やせん妄は理解されにくく，家族にとってどのように付き合うのかわからないことが不安を強くします。平田さん

の場合も急性期の病院で混乱した状況を体験したご家族は，平田さんの変化を受け入れられずにいました。

　私たち医療者は多くの患者さんと出会った経験から，"この方ならば，自宅に帰ればなんとかなる"と考えますが，患者さんやご家族にとっては初めての体験です。医療スタッフが常に見守って安心できる環境の中で，患者さんもご家族も障がいに慣れていく体験が必要です。平田さんの奥様も病院という安心できる場所であったから平田さんと向き合い，今までとは変わらない部分を確認できたと思います。息子さんも，自宅に行っても大丈夫ということをスタッフが確認していたことで，外泊して家族で過ごしてみようという気持ちになれたのだと思います。言葉だけの説明を何度も繰り返すのではなく，入院中にご家族に一緒に体験してもらうこと，体験した中での問題点を解決するための方法を一緒に考え解決していく過程を体験してもらうこと，この一連の過程をチームで支援することが大切です。

② 患者と家族が自分の意見を伝え合うことを支援する

　退院の調整をしていると，患者さんとご家族の意見が食い違うことも少なくありません。今回のように，「自宅に帰ることを希望する患者さんと施設を希望する家族」という問題だけでなく，「患者さんは夜もトイレに行きたいけど，家族は転ぶと困るからポータブルを希望する」や「患者さんは自宅でのんびり留守番したいのに，家族は心配だから毎日通所サービスに出かけることを希望する」など，どちらの意見を尊重するか迷う場面は多いと思います。しかし，最終的に決めるのは，患者さんでありご家族です。私たちは患者さんとご家族が何に迷っているのか，迷っている原因はどこにあるのかを明らかにして最良の判断をするために十分な情報提供を行うことや決定できるように支援する必要があります。また，患者さんとご家族が十分に話し合えるように場所や時間を提供したり，患者さんの思いを家族に伝え，家族の思いを患者さんに伝えるなど

の橋渡しをすることも大切です。患者さんとご家族が主体的に自分たちで決めたと思えることが重要だと思っています。

③ 地域での生活につなぐことの大切さ

リハは病院で完結するわけではありません。在宅で継続できるサービスの導入や社会参加を促進する手段なども考慮し，患者さんの可能性を地域につなぐことが大切です。

ゴールは自宅復帰ではなく，自宅に帰ってからの患者さんやご家族がその人らしく自律した生活を送ることです。発症から自宅復帰までのプロセスをその人の人生から切り取って考えるのではなく，発症前の生活と現在とのつながりを感じられるように，さらに未来へつなげられる支援を心がけたいと思います。

まとめ

私たちは入院から退院までの流れの中で，患者さんやご家族がなんでも表現できる関係を築くこと。そして，身体機能やADLの改善だけではなく，患者さんの主体性が回復することを支援する必要があると思います。"自分が決めたことを十分に頑張れた"と思えることが自宅に帰ってからの生活や，その後の生き方に影響すると思います。患者さんとご家族がこのような気持ちになれることが退院調整していくうえでは大切です。「患者さんとご家族が置き去りになって，サービスで固められた退院調整にしない」ことをチームメンバー全員が意識したいと思います。

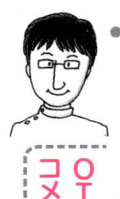

OTのコメント

入院時から退院後の生活をイメージすることの大切さはリハスタッフも理解していることではありますが，外泊や退院間際になってバタバタと準備を迫られることがあるのではないでしょうか？十分にイメージしたかかわりができていない証ですし，チーム全体のスケジュールへの意識が不足した結果だと思います。項目ごとの

ADL 評価ではなく，退院後の生活が豊かになるためのかかわりができているかとあらためて問いかける必要がありそうです。チームで退院調整を進めるにあたっては，予測される課題について早めにリハの中で対応し，チーム内で自分の役割が何かを知ること。そして，患者・家族が退院後の生活に向けて動き出せるために，リハ場面をとおしてできる支援を実施することが求められます。

　地域との連携も回復期リハ病棟の中では以前から大きな課題の一つに挙げられていました。地域でのリハ提供体制の整備が期待されていますが，その前に私たちは現在利用できる地域の支援と，そこに従事している方々を知るところから取り組むことが求められています。そして，少なくとも回復期リハ病棟の中でしっかりとしたリハを提供するためには「歩行と ADL が自立して自宅退院する」というようなあいまいな長期目標ではなく，回復期でできる限界も知ったうえでその後の生活を考えた目標設定を行ってリハを実施し，地域につなげることが必要だと思っています。

参考文献
1) 大田仁史：大田仁史の「ハビリス」を考える—リハビリ備忘録．三輪書店，pp85-88，2011

scene 20 回復期リハ病棟での リハスタッフの役割

　当院が2000年に回復期リハ病棟の認可を受けたときの病棟専従PT，OTはそれぞれ3名でした。2004年にOTジャーナル（三輪書店）の「列島作業療法」という企画で，児玉真美氏[1]が当院を取材されたときの病棟専従PT，OTはそれぞれ5名。児玉氏は，その記事のまとめをこのように結んでくださいました。「混沌の中から，より高度に成熟した，それぞれの職種の専門性が形づくられ，これまでの"分業"を超えた"協働"が始まろうとしている。回復期リハ病棟の持つ可能性に，期待が膨らむ取材だった」。

　それから，さらに時が過ぎました。この間，よりよい回復期リハ病棟を目指して取り組んだ成果も多いと考えていますが，"専門性は成熟しただろうか？"と顧みると残されている課題も多いと感じています。このシーンでは，あらためて回復期リハ病棟でのリハスタッフの役割を考えてみたいと思います。

Key Question

- セラピストが無意味と思われる手技を漫然と繰り返していないか？
- 生活の質を高めようという視点でADLをみているか？

scene　病棟で見かける，セラピストの困った場面

その1．ベッドサイドでのマッサージ！？

　吉田さん（仮名）は60歳代の男性。小脳出血で起き上がるとめまいがする。私（Ns一宮）がお部屋に入るとOTがベッド上で側臥位の吉田さんの肩をマッサージ（！？）していた。同室者の処置が終わって部屋を出るときも，まだマッサージは続いていた。10分後くらいに病室の前を通ると，吉田さんは首をうなだれたままベッ

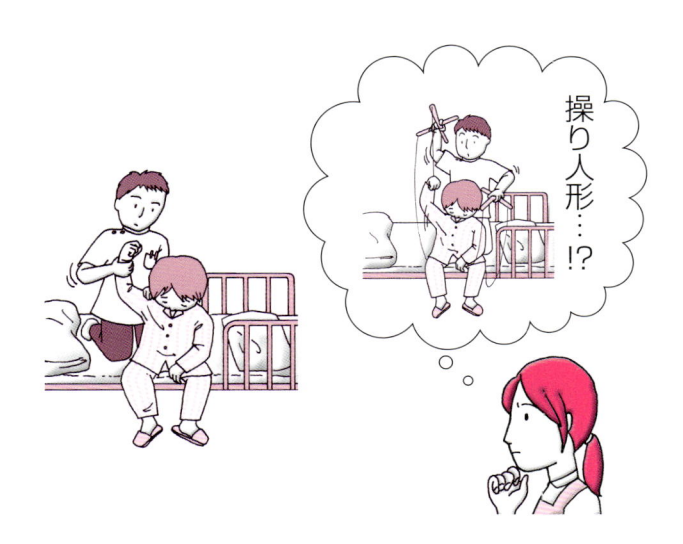

ドサイドに座っていて，OT はベッドに上がり後ろから吉田さんの手を挙げたり下げたりしていた…。"ROM 訓練？ あれでは，まるで操り人形みたい!!"。さらに 10 分くらいして通りかかっても同じ状態なので OT に声をかけてみると，「吉田さんが起きてくれないので，とりあえず身体をほぐしています」という答え。臥床傾向の吉田さんに対して，NS は人を変えたり，誘い方を変えたり，あの手この手で離床を促しながら日中はベッドから離れて活動できるようにしているのに…。

　次は筋緊張がとても高くて，起き上がり，座位保持にも介助が必要な左片麻痺の本田さん（仮名）。本田さんの担当 PT は今日もベッド上のマッサージ（!?）からリハを始め，20 分ぐらいはマッサージ。起き上がりや座位保持の練習をたくさんして身体の動かし方を早く覚えてもらいたいのに，起き上がりの練習はすぐに終わってしまい，またマッサージ。「どうして？」と聞いてみると「麻痺側の筋緊張が高いから，そのままの状態で起きたりすると起き上がりにくいし，座位保持も難しくなる。指示も入りにくいし，"疲れた"と仰るので，起き上がりの練習は様子をみながらやってます」という答え。食事やトイレに行きたくて起きるときに毎回身体をほぐすこ

となんてできないし，この筋緊張はマッサージを続けるとよくなるものなのかも疑問。それに患者さんが"疲れた"と言うから「やらない」というのはどうかと思う。手すりを持つ位置や介助の仕方で，もう少し本田さんは動作が楽になると思うし，繰り返すことで習得していくのだと思うけど…。

その2．昼食とその後の排泄・整容にかかわれないセラピスト

　林さん（仮名）は，50歳代の脳梗塞後左片麻痺の男性。担当OTが昼食の場面を遠目に観察していた。林さんは，右手でスプーンを持って食事をすることは可能だが，背もたれに寄りかかったままで前傾できないため，食事中の食べこぼしが多くエプロンをつけて食事をしていた。私は，"食事の前から食堂に立っているのだから，お食事を準備する段階で姿勢を整えるような配慮をしてくれればよかったのに…"と思いながら，林さんに深く椅子に座り直していただいた。

　昼食後，私が洗面所に行くと林さんがちょうどトイレを済ませたところだった。林さんは見守りでトイレ動作が行えるようになったばかりではあるが，後ろ姿を見ると背中から下着がはみ出た状態。そして服の前部分は歯磨き粉で汚れている。隣に立っている担当OTの目には，その下着や汚れが目に入らないのか，気にならないのか…？　私は，林さんに声をかけて，衣服を整えさせていただき，おしぼりで服の歯磨き粉を拭きとらせていただいた。

シーンをとおして伝えたかったこと

① セラピストの専門性について

　若いセラピストのリハ場面を観察していると，患者さんの肩や足を擦ったり，揉んだりしている時間がとても長くて気になることがあります（当院に限られたことなのかもしれませんが）。ROMexやモビライゼーションは必要な手技です。もちろん片麻痺の方であれ

ば，麻痺を改善するための徒手的なアプローチも必要な手技です。園田[2]が，「機能障害を改善させる役割は，急性期よりも維持期よりも回復期が担うべきである。機能障害の改善は，当然，能力低下の改善につながる。脳卒中であれば麻痺を改善させるためのアプローチを加えるべきである」と述べていますが，僕（OT 谷川）も同感です。問題はその手技の実施方法です。明確な目的を持って確かな手技で実施する「治療的なリハ」と慰安的なマッサージは区別しなければなりません。僕は OT ですので，特に「作業療法」の中で慰安的なマッサージが漫然と行われているとすれば問題だと思っています。

　2006 年の診療報酬改定で 1 日に算定可能な単位数が 6 単位から 9 単位になったのは，濃密なリハを提供するうえで，とても意義あることでした。ただ，実際に 40 分の治療時間が 60 分行えるようになったときに，その時間をどのくらいのセラピストが有効に使えているかということが気になりました。以下の 3 点[3]は，僕が臨床場面で以前から課題にしていた点です。

　① 病棟での実用的 ADL 改善に向けたかかわりを重要視するあまり，代償動作の獲得のみに終始し，機能的アプローチが不十分になっていないか？

　② 一方で，機能改善や痛み，筋肉の張りなどに固執する方などへ，生活に結びつかないようなリハを漫然と続けていないだろうか？

　③ 入院時から退院後の生活を見据えたかかわりができているだろうか？

　まだ，この課題を解決しきれていない気がします。

　離床してのリハを拒む患者さんに，離床を断られたからといって，"じゃあ，肩をマッサージさせてください" と言ってベッドサイドで揉んだり擦ったり…。まして，せっかくリハ室に来てくれているのに，長時間マットに寝かせて受け身の治療時間のみが増えてしまったり…。"この人にどうかかわって，何をしたらいいのかわ

からない"からと，もしも2単位分のプログラムをダラダラ3単位分に延長するだけであれば，そろそろ自分たちに「しっぺ返し」がくるでしょう。

　私たちの基本は，「適切な面接と評価を行い，正しく利点と問題点を整理し，最大の可能性を引き出すような目標設定を行い，その目標を達成するための治療プログラムを立案して，より効果的な方法で治療訓練を実施して，その人らしい意味のある生活・作業を獲得できるための支援をする」という誰もが養成校や実習で学んできたことです。ただ，実際には，その質と精度を上げるのはたやすいことではないと理解し，いかに自分の専門性を高めるかということを日々の臨床で努力していないと，いつまでも身につかないものだと思っています。

② 生活をつくる視点で，他職種と協働する

　自らの専門性を高めることのほかに，もう一つ大事な課題がセラピストには求められます。それは，他職種といかに協働して対象者にかかわれるかということだと思っています。個々のセラピストが行った治療訓練の成果は，その方の生活の質で判断されます。シーンの＜その2＞は，リハで行ったことの成果を実際の生活場面と結びつけて考えることのできないセラピストの典型だと思います。リハの中で座位の評価や練習はしているけれど，食事場面での姿勢に関して関心を示せていない。立位で下衣の操作やトイレ動作の練習をしていても，下着がはみ出てしまう状況に注意が向いていない。立位動作や歯磨きの練習は行ったはずなのに，動作方法や姿勢の質をさらに高めようとする視点が欠けている…などのような点です。

　リハで行ったことが病棟，さらには退院後の生活にどのように結びつくか？　そして，単に「できるADL」が「しているADL」になればよいわけではなく，おいしく食べることができる，綺麗に行うことができる，安楽に行うことができるなど質を高めるための視点を大切にしていれば，他スタッフ，特に病棟で生活を見ている

NSと協働して取り組もうとする意識は高まるはずだと思います。病院に入院している段階で、"リハで獲得できたことが、どのように病棟生活で実施できているのか？"ということに対して敏感になり、自分たちが行ったリハの結果に責任を持っていなければ、その先の退院後の生活に責任を持てるセラピストには、とてもなれないのではないでしょうか？　より質の高い暮らしに想いを馳せるとき、単に情報を交換するとか方針を確認するとかではなく、"協働"するという意識が発動するのだと思っています。

◉ まとめ

　僕は約10年間回復期リハ病棟を経験し、今は外来リハを担当しています。回復期リハ病棟で勤務している間、「回復期リハは退院後の生活を考えて…」「地域へのソフトランディング」など、何度も教えを受け「在宅・地域」を意識していたつもりです。「意識していたつもり」と言うのは、それが十分にできていたかの確認がしっかり行えなかったからです。

　外来を担当して、あらためて「地域・在宅生活のための回復期リハ」には、まだ課題が多いと感じています。当院だけではなく、いくつかの回復期リハ病棟を退院された患者さんを担当していますが、至れり尽くせりの病院を退院した後の患者さんの苦悩に直面することが多いからです。

　先日もこんなことがありました。退院を数日後に控え、退院1週後から外来リハ開始予定の患者さんの申し送りを回復期リハ病棟のOTスタッフから受けました。40歳代後半の右片麻痺のその男性は80代のご両親と3人暮らし。期限いっぱいの約5カ月の入院でしたが、3カ月目には杖歩行で病棟内ADLは自立していました。「麻痺手をADL上で使用できていない。夜間、肩の痛みがある。自主練習は指導しても、やらない人。公共交通機関での通院はまだ困難で、お父さんが車で通院させる。外出機会は近所のコンビニと外来リハ以外はなさそう。車の運転を希望されているが注意の問題もあり難しい。いずれ

scene 20 回復期リハ病棟でのリハスタッフの役割

は復職するのが，ご本人の希望…」などの情報提供を受け，それで「今のプログラムは？」と問うと，「OTでは，肩が痛いので上肢のROMexやマッサージと麻痺手を使う練習を中心に行っている」との答え。「上肢機能は，数カ月変化がなかったみたいだけど…。どう評価して，患者さんにはどのような説明をしてきたの？」「退院後，誰も上肢の運動をしてくれないその方は，どうやって痛みと付き合いながら，どんな毎日を送るの？」「バスや電車を利用することが，あとどのくらいで可能？」「自分一人では通院も買い物もできない人に対して，入院中に解決すべき課題はほかにあったのでは？」と問いかけても，もう退院です。

毎日6〜9単位のリハを受けていた方が週に1，2回の外来リハだけになる。あるいは通所サービスを受ける。それぞれの患者さんで退院後の生活は異なりますが，今までの入院リハをいったんリセットし，退院後の生活を送る方への配慮が足りないまま，退院させてしまうことがないでしょうか？　自分の回復期リハ時代の自省も含め，お伝えしたかったことです。

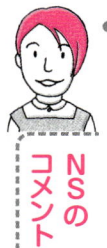

NSのコメント

　回復期リハ病棟にリハスタッフの専従配置が整えられたことで，以前に比較してPTやOTが病棟で食事や排泄にかかわる機会はずいぶん増えました。しかし，そのときに"それぞれの専門性を生かした視点でかかわれているか？"と考えると，まだ不足している部分も多く感じます。マンパワーの一人としてそこにいて，NSやケアワーカーと同じような介助を行っていては効果が上がりません。専従のリハスタッフが増員され，協働のシステムが整ってきたいま，もう一度それぞれの専門性を生かした質の高いリハ・ケアを実施することが当院でも課題になっています。

　経験が少ないリハスタッフも多いのですが，若い方々には専門職として患者さんの生活を良くするために，もっとこだわりを持ったかかわりをしてほしいと感じます。また，チームとしても，ただ仲

> 良く仕事を進めるだけではなく，"お互いの役割がしっかり果たせているか？"ということに対して，指摘し合えるようなチームを育てていきたいと思っています．

文献
1) 児玉真美：列島作業療法 回復期リハ病棟：チーム医療へのチャレンジ NTT東日本伊豆病院．OTジャーナル 38：989-992，2004
2) 園田 茂：質的向上のために回復期リハビリテーション病棟はどう変わるべきか．地域リハ 3：944-946，2008
3) 谷川正浩：機能障害・ADLの早期改善と自立，そしてIADLに向けて―リハスタッフの課題について．地域リハ 3：937-939，2008

COLUMN
calling

　「まだ」なのか「もう」なのか，この本が出版される年に僕は50歳になります。僕の人生というものを，今の時点で振り返ると「運命的なこと」「偶然なこと」など自分の力ではどうしようもないことに導かれて，今，ここにいる気がします。

　夢多き頃，自分がなりたいように人生は切り開いていけると思っていましたが，今の職場にいることも作業療法士会で役割をいただいていることも，この本を書いていることも…。自分が一つひとつ選択してきた結果というよりは，人との出会いや他者の力に引き寄せられた結果なのだと感じます。

　そもそも，PT志望で受験した養成校の受験に落ちて作業療法学科に補欠入学したので，その時点で違う扉を開けてしまったのですが，高校を中退せずに普通に友人と大学に入学していれば，リハの道さえ歩んでいなかったと思います。実家を離れ静岡県の病院に就職したのも縁，そこで尊敬する上司や多くの医師・先輩方に出会えた縁も僕の人生を大きく変えることになりました。

　実を言うと，いまだにOTという仕事が僕の適性に合っているとは思えません。あっちこっちにすごいOTがたくさんいるので，それを知るほど"やっぱ，俺は向いてないよなぁ～"と思うことがあります。ただ，「頼まれた仕事は，ありがたく受けて頑張りなさい」と新人のときに恩師に指導され，少しでもそれに応えようと積み重ねてきたことが今の僕になっているだけ。「これ，お願いします」と頼まれて「しかたないなぁ」と引き受ける。やり遂げると，少し成長できた気になれる。自分のしたいことと違っても「なんとか頼みます」と言われて「やらせていただきます」と答える。終わるとまた，ちょっぴり成長できた気になる。

　内田 樹さんは仕事について「人の役に立ちたいと願うときこそ，人間の能力は伸びる。それが『自分のしたいこと』であるかどうか，自分の『適正』に合うかどうか，そんなことはどうだっていいんです（内田 樹：街場のメディア論．光文社，2010）」と言ってますが，まさに「calling＝呼ばれること，神のお召し，天職」なのでしょうか…。もう後戻りする年でもないので，目の前の患者さんから期待されることに耳を傾け，周りから求められることにできるだけ丁寧に応えていければと思います。

scene 21　回復期リハ病棟での看護の役割

　急性期病棟から異動してきたNSから，「リハで何をしたらいいかわからない」という疑問をぶつけられることがあります。私（NS 一宮）はちょっとさびしい気持ちになりながらも，あらためて「リハ看護とは？」との問いかけに簡潔に答える難しさを感じました。日本看護協会では，リハビリテーション看護を「人間の生命，及び体力を守り，生活環境を整え日常生活への適応を援助し，早期に社会復帰できるように支援すること」と定義しています。看護の本質とも言えるとても大切なことだと思いますが，範囲が広く「どのように具体的な行動をとればいいのか？」と悩むNSにはわかりにくいのだと思います。さらに，回復期リハ病棟では，セラピストが病棟のADLにかかわるようになりました。食事や整容，排泄などの生活支援にセラピストがかかわるようになって，いっそう"看護は何をするのだろう？"と悩むことが多くなっているように感じます。このシーンではリハ病棟の中で，看護がどのように役割を果たせばいいのか，どうすればリハ看護が楽しくなるのかについて考えてみたいと思います。

事例紹介

　大沢さん（仮名），60歳代・男性。診断名：脳梗塞（右中大脳動脈），左片麻痺。現症：左片麻痺は重度で感覚も表在・深部覚共に重度鈍麻。寝返り，起き上がりは全介助で，座位保持は困難。立ち上がりや移乗も全介助であった。誤嚥性肺炎の既往があり，食事は胃瘻からの経管栄養。排泄はすべて失禁のためオムツ使用の状態で，発症から1カ月経過して当院回復期リハ病棟へ入院となった。

scene 21 回復期リハ病棟での看護の役割

Key Question
- NSの視点でADLにかかわること、とは？
- NSが生活場面での気づきを他職種に伝えているか？

scene 看護の力で生活を拡げた大沢さん

　入院後の大沢さんは，「前の病院で車いすに座っていて気分が悪くなったことがあるから，車いすに乗るのは怖い」と繰り返し訴えていた。身体を起こすことに恐怖心が強く，移乗時は全身に力が入ってしまうため二人介助であった。実際に車いすに乗っても，すぐに「気持ちが悪くなりそうで怖いから寝かせてください」と言われるため，歯磨きや着替えもベッド上で行っていた。

　入院から数日後，朝の経管栄養が終わったというコールで私（NS一宮）がお部屋にうかがうと大沢さんはパジャマのまま横になっていた。髭剃りなど整容もまだ行われていないようだったので，担当NSに確認すると「9時から作業療法の予定なので，いつもOTが更衣と整容をしています」という答えだった。間もなくOTが来て，大沢さんを車いすに移乗し着替えをした。その後洗面所で髭剃りと歯磨きを行うというので，どのような状況なのか見せてもらった。大沢さんの歯磨きは力が弱く，磨きが不十分で，うがいも口から水が流れ出てきてしまい十分にできていなかった。OTがそのまま部屋に戻ろうとしていたので，私が「口の中を確認させてください」とお願いして見せてもらうと，口の中にはまだ歯磨き粉が残っていたので，もう一度うがいの介助をさせていただいた。その後，担当OTが「ベッドに戻ります」というので，私が「トイレは大丈夫ですか？」と大沢さんに聞くと「怖いからまだトイレに座ったことはありません」との答え。私は，OTと二人で安全に介助することを伝えて，初めてトイレで排泄の介助を行った。時間はかかったがそこで排尿があり，大沢さんは満足そうに「出たよ」と笑顔を見せてくれた。

その日の午後，経口摂取の様子を担当NSに確認すると「まだベッド上で全介助です」とのこと．大沢さんはベッド上で一口食べるごとに「ちゃんと飲み込んでください」と声をかけられ，全介助で食事をしていた．大沢さんの表情は硬く，半分も食べないうちに「もういらない」と言って食事は終了した．ベッド上で介助している理由を聞くと「STから耐久力もなく，送り込みに時間がかかるのでベッド上ギャッチアップ60度で，一口ずつ嚥下を確認するように言われています」という答え．私が「今日やってみてどう思った？ベッド上介助のほうがよさそう？」と聞くと，「STもベッドで直接訓練しているから…」ということだった．

　私は翌朝も大沢さんのところに行き，朝から排尿がないことを確認して「今日もトイレに座ってみませんか？」と誘ってみた．すると自分から体を動かそうとしてくれたので車いすに移乗し，トイレに行き排尿することができた．昼食前に訪室したときは，「食事の前にトイレに行きたい」と大沢さんから希望されたので，トイレに行った．その後に，「このまま食堂で食べてみませんか？」と食堂に誘うと「食堂には行きたいけど，まだそんなに座っていられないから自信がない」と大沢さんは答えた．「そばについていて気分が悪くなりそうだったらすぐに戻れるようにしますから，行ってみませんか」と，もう一度誘ってみると，「じゃあ行ってみる」と大沢さんは承諾してくれた．一口量が多くならないようにスプーンを選択し，自分で食べていただくと途中で気分が悪くなることもなく「疲れたけど，食べた気がした」とうれしそうにお話された．

シーンをとおして伝えたかったこと

① セラピストのADLへのかかわりと，NSのADLへのかかわり

　大沢さんは動くことへの恐怖心もあり，移乗も大変だったためOTが車いすへの移乗をして更衣や整容にかかわることになっていました．移乗の仕方や車いす乗車時の姿勢調整にはセラピストのか

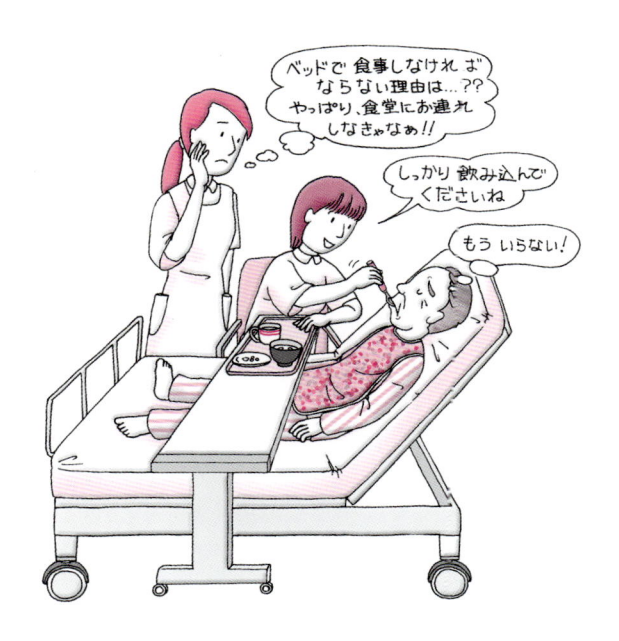

scene 2 回復期リハ病棟での看護の役割

かわりが効果的です。しかし，ブラッシングの力も弱く，水を口に含むことができない大沢さんに対して，看護が清潔保持の視点で歯磨き動作を見ることも大切です。トイレ誘導についても看護の視点で，"どのタイミングでトイレに誘うか"ということを考えます。担当OTは大沢さんの耐久力がないために，歯磨き後すぐにベッドに戻ろうとしましたが，大沢さんの呼吸や循環の状態からすぐベッドに戻らなくてよい状況であることの判断がNSならできます。シーンでは経管栄養後に排尿がなかったことから，時間的に排尿が見られる確率が高いと判断してトイレに誘いました。どの患者さんも"うまくいかなかったら困る""失敗したくない"と思っていますから，うまくいくタイミングを判断することは大切です。いつ水を飲んだか，どのくらい食事をしたかということと排泄を結びつけて考えられるのは看護が得意とするところです。ですから，大沢さんの場合もOTに任せきりにしないで，一緒に見ることが必要だと思いました。

看護には日常生活のケアをしながら，生活全般の能力や機能，その人の今までの生活など全体を把握することができる利点があります。看護の視点で気づけると今回の大沢さんのように，自分から「トイレに行きたい」という言葉を引き出すことにつながります。自分たちの看護の結果から，患者さんの変化を感じられると，リハ看護が楽しく思えるのではないでしょうか。

②「NSだから気づけること」を大切にした看護の実践とは

　担当NSは，STから「食事はベッド上ギャッチアップ60度で，一口ずつ嚥下を確認して」と言われているから，その条件で介助をしていると言っていましたが，どうしてこの条件なのかという理由を詳しく聞くことなく介助をしていました。ベッド上で食事をしている大沢さんの表情は硬く，いつも半分も食べることができないことを担当NSも問題だとは感じていました。そして，日頃のかかわりから，大沢さんがとても慎重な方だということを知っていたので，"一口ずつ声をかけなくても大丈夫だろう" "一人で食べたほうがよいのではないか" と思っていたようです。しかし，その根拠に自信がなく，"もし何かあったら困る" と思うとSTに提案して自分で食べてもらうことにチャレンジできないままベッド上の介助を続けていたようでした。指示を守ってケアを実施することは大切なことではあります。ただ，いつも患者さん側の立場にいて，"もう少しやりやすい方法はないのか？" "もっと楽しくできないか？" ということを常に考え，気づいたことを他職種に伝える役割が看護にはあると思います。毎日24時間の生活の中で患者さんにかかわるのですから，日々の変化を敏感にとらえ，患者さんや他職種と一緒に方法を修正していき，患者さんの自立を促すような介助や見守りができるのがリハ看護だと思います。そのような介助や見守りができると「リハで何をしたらいいかわからない」ということにはならないのだと思います。

● まとめ

　看護というのはもともと「見えにくいもの」です。特にリハ病棟では,「チームアプローチ」「多職種協働」を前提にしたシステムが整えられているため,余計にそう感じてしまうのかもしれません。それでも,看護の視点で生活を見ることや気づきを他職種へ発信することは重要です。私は看護の視点で生活を見ることの第一歩は食べること,排泄すること,清潔にすること,寝ることという人間の生理的な欲求をどのくらい満たすことができているかだと思います。ほとんどの患者さんは病気になったこと,障がいを持って身体が自由に動かせなくなったこと,環境が異なることなどからこのような生理的な欲求が満たされない状況です。さらにその苦痛を的確に表現できなかったり,NSに遠慮して言い出せなかったりということもあります。だからこちらが気づいて患者さんに満足していただけるように,ちゃんとかかわることが大切なのです。"当たり前のことじゃない？"と思われるかもしれませんが,"便が出なかったら下剤を処方してもらう""眠れないから眠剤を調整してもらう"というように看護の力で解決できそうなことも,すぐに医師や薬に頼ってしまうことが増えているように感じます。もっと自分たちの能力や技術を存分に発揮できると看護の効果を感じることができ自信につながると同時に,患者さんからも信頼されるようになると思います。

　ADLの介助も,リハ病棟だからと最初から「できるところは自分でやってください」というようなことは言わないようにしています。患者さんは皆,できることなら自分でやりたいと思っているはずなので,「今はお手伝いさせてください」と最初は声をかけます。今回の事例でも食堂に行きたいけど自信がないと言った大沢さんに対して「それだけ座っていられるのだから食堂で食べましょう」と言うのではなく「そばについていて,気分が悪くなったらすぐに戻れるようにします」と"ダメでもいい,すぐに対応するから安心

して"というメッセージが伝わると,「じゃあ,やってみようかな」と一歩踏み出すことができるのではないかと思います。いつもそばにいて,患者さんのペースに合わせながら変化できるチャンスを逃さずに,ちょっとだけ手を引っ張ったり,背中を押すことができるようになるとリハ看護が楽しくなります。

> **OTのコメント**
>
> 　僕は回復期リハ病棟の担当になり,病棟の中でNSと一緒に患者さんのADLにかかわったことで多くのことを学びました。最初の頃は患者さんの動作の可能性を探りながら,できる動作を拡大しようとだけ考えていたように思います。排泄後の処置,口腔清拭などの場面でNSのケアは僕のADLへのかかわりに比べ,丁寧でやさしく,あたたかなものでした。その頃の僕には,患者さんにとっての心地よさや身をゆだね,時には泣き言を素直に表出できるやわらかさが欠けていたように思います。それから多くのことを学びとるようにしました。例えば,川島[1]が「洗面器一杯の熱湯とタオルと,看護師のハートがあったら,いのちだって救えるのよ」という持論を語り,「『生活行動の援助』の中に,治療的な意味がすごくあると思う」と述べているようなことを現場のNSの仕事から感じることができたような気がしています。
>
> 　患者さんの障がいも含めて,その人の暮らしを丸ごと物語としてとらえる視点は看護もOTも共通していることです。そのうえに,看護には生命維持のための知識と技術が備わっています。しかしリハの中では,その部分があまり表面には出てこない。「水分摂取が困難で,喉がカラカラに渇いて苦しいこと」「何日も排便できずに,お腹が張ってつらいこと」「夜,不安が強くて眠れなくて,どうしようもなくなること」…。そんな生活の基本的な部分に看護がしっかりケアをしているから,セラピストはリハを患者さんに提供できています。そのことに気づくまでには,少し時間がかかりました。そして,このような基本的なことをちゃんとやるのは,簡単なようで実

はとても専門的で労力を必要とすることだと知りました。基本的なケアがしっかりできている病棟では，患者さんが清潔で笑顔が多く，明るい雰囲気が漂っています。逆に基本的なことができていないと患者さんは元気を失い，リハスタッフも力を発揮できません。それは，僕が回復期リハ病棟で仕事をしてとても強く感じたことです。リハスタッフがそこに気づけないまま，「訓練，訓練」と言っているようでは，患者さんの元気を奪ってしまうことがあります。NSの方々が自分たちの業務の柱である「療養上の世話」という側面に，誇りと自信を持って取り組んでいる病棟で働けるセラピストは幸せだと思います。そして，私たちセラピストはその姿を見ながら自分たちのリハに生かせる部分をしっかり学び取る必要があると感じています。

文献

1) 川島みどり：看護の未来を「TE-ARTe」する―看護基礎技術教育の温故知新. 看護教育　**51**：12-20，2010

COLUMN
現場力について

　メールなどのIT技術が進み，情報を共有する手段は格段に進歩しました。しかし，企業では「情報伝達しても，個々人の認識はバラバラ」という問題が発生しているようです。病院も例外ではないのでしょう。カルテは電子化され，院内の連絡にもメールが多用されるようになりましたが，一人ひとりの顔を見ながら共有した情報が正しく理解されるように，認識のずれがなくなるまで繰り返し説明し，共通の認識になるまで対話の密度を高める作業が難しくなった気がします。また，一部の企業では，業務の専門的な分化が進んで複雑化する一方で，より効率的でコストパフォーマンスが高いものが尊重されます。プロセスが標準化され，十分に吟味されていないマニュアルに頼らざる得ない状況の中，学ぶ側も手っとり早く，効率良く学習するためのノウハウに頼る傾向だと思いますが，この点も病院にいて同じように感じることです。

　リハの現場では…「必ず成功する」というセオリーは存在せず，自分自身の頭で考え抜いて，そのときそのときに最善と思える判断・意思決定を行う能力が必要です。もちろん，適切な予後の予測と目標設定が必要ですから，そのためにはチームのメンバーの異なる意見や考え方の中に身を置き，交流することで思考回路を太くすることが求められます。業務上のマニュアルはある程度の学習で皆が同程度の業務を行うために役立ちますが，頼り過ぎると物事の本質を全身で考える能力は弱くなる気がしています。

　そこで思い浮かぶのが「現場力」という言葉です。使われる分野によって，さまざまな定義があるようですが，医療人類学の池田光穂＊さんは，「実践の現場で人が協働するときに育まれ，伝達することが可能な技能であり，またそれと不可分な対人関係能力などの総称」としています。今の僕には，まだどのように「現場力」を解釈し，伸ばせばいいのかがわかりません。ただ，現場力が希薄な病棟では，想定できない患者さんの言動に対応することができないし，逆に現場力があふれる中に患者さんをうまく巻き込むと患者さんの能力が大きく向上するような感触があります。

　リハや看護の場面で「いま・ここ」の現実と向き合う力。データがたとえ不十分であっても，未来を見据えたうえで「いま・ここ」の現実を深く見つめ，「いま」に取り組む力を僕は現場で身につけたいと思っています。そして，身についたことを少しでも「ことば」にして見えるかたちにし，後輩に共通の認識として深く刻むことが必要だと思うし，誤った僕の認識は指摘され批判されることで，また現場に還元できるのではないかと考えています。

＊池田光穂「現場力」http://www.cscd.osaka-u.ac.jp/user/rosaldo/06051&genba.html
　（2011年12月19日アクセス）

scene 22　365日リハの実施に伴う複数担当制の利点について

　2000年に開設した当院の回復期リハ病棟は，2003年6月よりリハの土曜日実施を開始し，2008年2月からは日曜日も平日と同じ体制でリハを開始しました。日曜実施に向けて検討する段階では，急激なリハスタッフの増員に伴い，経験1～3年目のリハスタッフが半数を超えることもあり，サービスの量は増えても質が伴わないことを危惧して，僕（OT谷川）も含めて時期が早いと反対する意見もありました。何度も会議を重ね開始したわけですが，今では実施に踏み切ったことの利点を感じています。

　その利点の一つは，第1章のscene 5やscene 8で述べたように，複数のスタッフが同じ患者さんを担当することで，患者さんの問題解決につながったことです。このシーンでは複数担当制によって，問題を解決できた事例を紹介したいと思います。

事例紹介

　野村さん，60歳代・男性。診断名：脳梗塞・右片麻痺。発症から22日目に当院回復期リハ病棟に入院。現症：右片麻痺は重度で上下肢ともに随意的な動きはほとんど見られず，失語（全失語レベル）を伴っていた。ADLは，食事のみ食べこぼしが多いながらも可能であったが，そのほかには介助を要し排泄はすべて失禁であった。スタッフコールを押すことは理解してもらえず，失禁後は自分でオムツを外して着替えようと起き上がったり，車いすに移乗しようとするなど危険行動があったため，センサーマットを使用していた。病前は土木関係の作業員で，妻と二人暮らしをしていた。

Key Question
- 後輩が気づけなかったことに，先輩が気づけるか？
- 複数担当制の中で，先輩は先輩の役割を果たしているか？

scene トイレ誘導を拒否する患者さんへの対応
―先輩として工夫したこと，後輩に伝えたこと

　野村さんの担当OTは，経験7年目だった．短期目標を① ベッド周囲の起居・移乗動作自立，② 介助歩行ができるレベルを目標とした歩行能力の獲得，③ トイレで排泄ができることとしていた．しかし，作業療法の時間に野村さんは，ベッドでの起き上がりや移乗動作の練習に協力することなく，車いすに乗車するとOTコーナーに自ら向い，麻痺手の練習を実施しないと怒り出すような状況であった．作業療法開始前後にはNSと協力してトイレ誘導を試みていたが，トイレに行くことに強く拒否を示された．歩行の練習は，短下肢装具を装着して実施しようとしても装具を装着することを拒否され，なかなか実施できない状況だった．

　入院の翌週に担当OTが週休日となり，僕（OT谷川）が2日間野村さんの作業療法を担当させていただいた．担当OTは僕に上記のような現状を申し送りし，装具をつけてくれない状況を確認してほしいことと，どのようにしたらトイレの利用に結びつくかを検討してほしいということを伝えた．

　翌日の朝のミーティングでは，NSから野村さんのトイレ誘導拒否について課題提起された．僕は担当OTが休みで，今日・明日担当させていただくこととトイレの誘導も試みることをミーティングで伝えた．

　ミーティング終了後，僕は野村さんのお部屋にうかがい，本日の予定時間は11時であることを病室に掲示してある予定表を指しながら伝えた．「わがままで，なかなか言うことを聞いてくれない」という申し送りが担当OTからもNSからもされていたが，挨拶にう

scene 22 365日リハの実施に伴う複数担当制の利点について

かがったときの野村さんはおだやかな表情で迎えてくれたので，"なんとかなるような気がする"という感触を得て部屋を後にした。

　約束の時間に野村さんの部屋にうかがって作業療法を開始した。起き上がりや移乗は動作が雑で不安定であったが，車いすの場所の設定やブレーキの確認を行っておけば一人で動作を行うことは可能だった。その日は立位の状況を確認し，最初に歩行練習を行った。装具をつけることをお願いすると，渋々受け入れてくれた。病棟廊下の手すりを利用して歩行を行うと，ジョイントがついていないそのプラスチック装具は固定には役立つが歩きにくそうな印象を受けた。野村さんに，"どうですか？"と尋ねると，「あー，あー」と首を横に振りながら，"ダメ"ということを伝えてくれたように受け止めた。装具を外して歩行すると，振り出しや麻痺側下肢の荷重時に足部が不安定になることを介助する必要はあったが，その後の練習で装具を装着しないでも4点杖で短い距離を数本往復して歩行することができた。

　その日は予定以上に歩行の練習に時間を割いて，ある程度うまく歩けたと実感できるところまで実施した。そして，麻痺側上肢の練習は簡単に終了した後，食堂に誘導して食事をしていただいた。食事の様子を観察していると作業療法中に何度か足を止めて野村さんの歩行を見てくれていたチームマネジャーのNSが，「どうですか？」と聞きに来てくれた。僕は野村さんは麻痺も重くコミュニケーションにも苦労するが，担当OTが評価している以上に能力は高く，動作もコツを覚えれば早く回復しそうであることを伝えた。

　食事を終えた野村さんは，車いすを操作して自分の部屋に戻られようとした。行く手を遮るように，僕は野村さんに頭を下げて洗面所のほうを指差し，"頼むから一緒にトイレに行ってほしい"と伝えた。野村さんは予測していなかったことを頼まれて少しイラッとしたような表情を見せたが，頭を下げ通してトイレに誘導させていただいた。

　トイレに誘導すると野村さんは立ち上がってくれたので，ズボン

と下着を下げる介助を行い便座に座っていただいた．野村さんはリハビリパンツと尿パットを使用していたが，すでに失禁されていた．チームマネジャーのNSも様子を見に来てくれ，「トイレに入ってくれただけで，よかった．ありがとう」と言ってくれた．その後しばらく2人でトイレの外で様子をうかがいながら待ったが排尿はなく「野村さん，ありがとう．また，明日の練習の後も一緒にトイレに行きましょう」とお願いし歯磨きを行い，その日の作業療法を終了した．

　翌日も11時から作業療法を実施．昨日の状態から歩行は装具なしで練習することとし，昨日に比べてうまく歩行できた実感を野村さんもつかめたようで，声をかけると笑顔で応えてくれることもあった．作業療法後，食事を済ませた野村さんは，その日も自分で車いすを操作して部屋に戻られようとしたが，僕は車いすの前で頭を下げ，一緒にトイレに行ってもらった．そして，その日初めて野村さんはトイレで排尿があり，「よかった，よかった」という僕に笑顔を見せてくれた．病室に戻りベッドに寝ていただき終了の挨拶をして右手を差し出すと野村さんはとても素敵な表情で握手をしてくれた．

　翌朝，僕は担当OTにこの2日間でわかったことや工夫したことを伝えた．担当OTは「ありがとうございました．今日も11時からにして，その後の食事までかかわってトイレに誘導してみます」と答えた．

　11時過ぎ…僕は野村さんの作業療法場面を気にしながら，担当患者のリハを実施していたが，昨日のような野村さんの明るい表情は見られず，終始苦虫を嚙みつぶしたような顔で作業療法を実施していた．問題の昼食後，いつものように自分で車いすを操作して，自分の部屋に向かおうとされる野村さんに担当OTが頭を下げながらトイレに誘導していた．しかし，野村さんはその手を振り切り，自分の部屋の入口に向けて一目散に車いすを操作した．その日出勤していた担当NSも一緒にトイレに誘導するが，「うー，うー」と声を

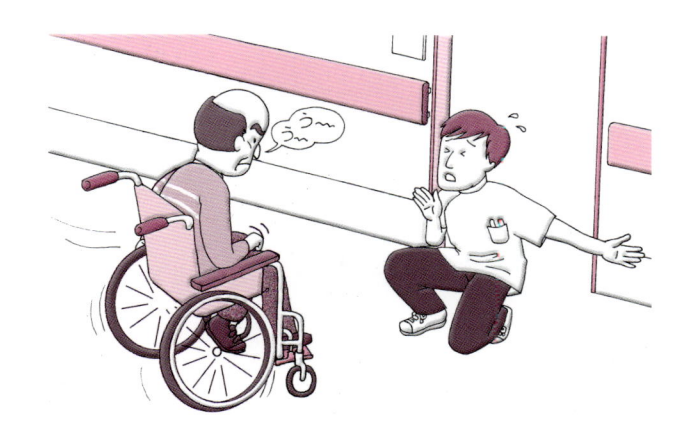

scene 22　365日リハの実施に伴う複数担当制の利点について

出しながら怒ったような表情。僕はその結末がなんとなく予測できていたので，笑顔で野村さんに近づき，「トイレ，今日も行きましょう」とお誘いした。"しょうがねえなぁ〜"そんな表情で野村さんは車いすの向きを変えて，今度は自分でトイレに向けて車いすを操作してくれた。そして，担当OTと一緒にトイレに入るとその日も無事にトイレで排尿することができた。

　その日の夕方，担当OTが僕のところに野村さんのことで相談に来た。「明日からもトイレへの誘導をしようと思うが，どうやったら指示に従ってもらえるでしょうか？」ということだった。野村さんとのかかわりで悩んでいるという担当OTは，「もう少し強く誘導しようと思っているが，一度怒り出すとなかなか修正がきかなくなってしまうので，"嫌だ"ということに対しては素直に引き下がるしか術がなくて困っている」と悩みを打ち明けた。僕は2日間の作業療法で，どのような考えでかかわり，どのような点で工夫したかを伝えた。そして，翌日から出張で3日間不在となる僕は，野村さんは多少頑固だが，こちらが誠意を持ってかかわればそれが通じる方であることを伝え，丁寧にかかわることを宿題にして出張に出かけた。出張から帰ってきて担当OTに「どうだった？」と聞くと，「食後にトイレに行くことは拒否なく行えるようになり，トイ

153

レで排尿できるようになりました」とうれしそうに伝えてくれた。その翌週からは，NSの誘導にも拒否することがなくなり，それから間もなく，野村さんは自分でトイレに行けるようになった。

シーンをとおして伝えかかったこと

① かかわりを受け入れてもらうために配慮したこと

　僕が野村さんにトイレに行ってもらうために配慮したのは，どのようなことだったのか考えてみました。(1) 前日の夜にご挨拶に行き，顔を覚えてもらった，(2) そのとき，お部屋に釣りの雑誌があったので，それを見せてもらって野村さんの趣味に関心を示した，(3) 当日朝から時間の確認を兼ねて挨拶して安心感を与えるように配慮した，(4) リハ中は，野村さんの困っていること（と思われること），言っていること（と思われること）に対して，それをわかろうという態度を示した，(5) トイレに行くことを依頼するときは，真剣にお願いした，(6) 実施するリハは不快感や不満を与えないように行いやすい環境を設定し，楽に動作ができる誘導を工夫し，失敗の経験を与えないように配慮した，(7) うまくいかなかったことに対しては，それを責めるのではなく，一緒に取り組む態度を示した，(8) うまくいったときには，それを認めて，うまくいったことを自覚してもらえるように賞賛した。

　以上のようなことは，当たり前の対応として皆が理解していることでしょうが，そのことに十分に配慮して注意深く支えたということであった気がしています。野村さんは重度の失語で，僕が伝えたかったことがどのくらい理解してもらえたかはわかりません。それでも野村さんが少しでも楽になるために必要だと考えていることを一生懸命に訴えかけるようなかかわりを意識していたと思います。

② 複数担当制の中での先輩の役割

　解説①のようなことを先輩が後輩に言葉で伝えるのは，簡単なことだと思います。マニュアル化しておけば，皆が意識してかかわれるでしょう。ただ，それを実践しようとすると，うまくいかないことも多いと思います。野村さんの担当 OT は，自分ではうまくいかなかったことを反省し，真剣に取り組もうと能動的に修正を試みたことが，その後の成功に結びつきました。他者の意見を素直に受け入れる柔軟さと課題に前向きに取り組もうとする責任感がないところではそれが難しくなります。チームの中で先輩にあたる立場の者はノウハウを伝えることだけではなく，「自分たちのかかわり方が変わると患者さんも変わる」ということを実践で示しながら，時間をかけて腑に落ちるまで伝え続ける努力が必要です。

　高次脳機能障害がある方，スタッフの指示を受け入れることが難しい方，重複した障がいが重度で問題点が多く，介入の方法が見つけにくい方…回復期リハ病棟には，スタッフが"たいへん！！"と感じてしまう患者さんが多く入院されます。そのような患者さんに対して，"難しい患者さん""良くなる見込みが少ない患者さん"などと，若いスタッフがあきらめてしまいそうなとき，先輩が最初に「大変そうだけど，きっと良くなると思うよ」と可能性を見つけて伝えるか，「やっかいだね…あまり変わらなさそうだね」と同調してしまうか。そのひと言の差が患者さんの将来を大きく左右するだけでなく，スタッフの態度や考え方にも影響すると思います。

まとめ

　複数担当制になって，スタッフ間で今回お伝えしたようなやりとりが多くなり，申し送りを行いながら困っていることや課題の解決に向けて話し合う機会がつくれるようになりました。お互いに気づいたことを率直に言い合える風土ができたように感じます。このようなことはチームで患者さんにかかわる看護の中では当たり前に

なされてきたことでしょうが，リハスタッフにとっては365日リハ実施の制度になったことで得られた利点だと思っています。そして，このような同職種内でのやりとりを行うことの繰り返しが，職種間の協働を行うための基本的な姿勢にもつながっていくものだと考えています。次は，そのやりとりの質をいかに高めるかが，大きな課題だと感じています。

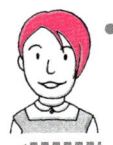

NSのコメント

　NSは交替勤務をしていることから受け持ち制をとってはいますが，チームアプローチは定着しているように思います。ですから，患者さんの問題点をチームで共有してチームで解決していくことは，新人さんたちも理解しているようです。しかし，「チームで」ということに頼りすぎて，受け持ち患者さんのケアへのこだわりや責任感が薄くなっていると感じることもあります。患者さんとうまくコミュニケーションが取れなくても先輩が情報を提供してくれたり，ケアを拒否されてもほかの人が代わりに行ってくれたりしていることが多いからです。そうすると，かかわり方の難しさは感じていても，"どのようにかかわると患者さんが受け入れてくれるのか？"ということに悩みを持たなくなります。また，患者さんとの問題点のずれや計画の修正などもチームで行っているので，問題解決の難しさを実感できていないところがあるのではないかと感じています。私がリハ病棟に配属になったときは，どうしたら受け入れてもらえるのか，どうしたらこの問題が解決できるのか毎日悩んだり，落ち込んだりしていました。チームアプローチの利点や多職種協働の利点は十分に生かしながら，その中で，一人ひとりが自分の仕事にこだわりや責任を持ち個々の専門性を高めたうえで，患者さんと向き合えるように教育していくことが課題であり，先輩の役割だと思っています。

おわりに

　病棟に出没するゴキブリを退治し，珍客のトカゲは追い払った。ベッドを片づけ畳敷きにした個室の畳は，お天気が良い日に外に干し，陽がかげる前に後輩と取り込んで部屋に戻した。ステーション前の中庭を新人と耕して花壇をつくり，病棟食堂前の空き地には畑をつくりNSと農園便りを病棟に掲示した。当時は休みだった日曜日にOTもPTもNSも休日のスタッフが出勤し，朝から火をおこし午後から焼き芋大会を行って患者さんと一緒においしくいただいた。歓迎会や送別会に忘年会…お酒もたくさん飲んだ。2次会，3次会まで飲み，歌い，語り，クマやウシの着ぐるみに始まり，ついにはナース服を着せられ化粧をして場を盛り上げた…。回復期リハ病棟に配属になった10年ほど前を振り返ると，最初に思い出すのはそんなことです。いろいろなバカもしながら，OTが病棟で仕事をする意味を考えていました。看護とリハがシステムやマニュアルではなく，現場で一緒に協力し合って楽しく仕事をするためには，専門職の専門性を取り払ったところでのコミュニケーションが必要だと感じていました。

　あれから10年以上経過して，今ではほとんどが回復期リハ病棟の制度ができた後に養成校を卒業し，就職してきたスタッフになりました。そのため，多くのスタッフは病棟で多職種が協働することに最初から違和感なく取り組めているのだと思います。この間，私たちも多くの病院の研究や実績から学び，徐々にさまざまなシステムやマニュアルも整備しました。確実に成熟しているはずの現場でしょうが，「どれだけ質が高まったか？」「失ってしまった現場の力はないのだろうか？」と考えると，全国的な水準や，ある切り口からのデータでは成果を示せますが，一人ひとりの入院された患者さんやご家族の立場から考えると，単純に成果が上がっているとは言えない気がします。今の「医療・福祉」「教育」には，さまざまな問題がありますが，担当させていただいた患者さん方の顔を思い浮かべると，まず変わり続けなければならないのは，現場にいる私たちなのだと思います。

　急性期の医療から維持期（生活期），そして介護期・終末期を含めたリハ医療の流れの中で，いま回復期リハ病棟は大きな役割を担っています。

入院される患者さんにとっては，長い人生の中のわずか数カ月の期間ではありますが，その期間の私たちのかかわりには重要な意味があるはずだという思いで臨床を続けてきました．そして，この本では私たちの現場で起こるさまざまな日常から考えさせられた場面を選び出し，その一つひとつに伝えるべき意味を見い出しながら書いてきました．しかし，学びを重ねるほどに新しい気づきがあり，書いても書いても"これでよい"と自分たちで納得できるまで書ききることができない思いを強くしました．現場ではもっと差し迫った重要な課題もありますが，抱えている課題に正面から深く切り込むことを避けた部分もあります．「まだまだだよね…」と反省し，患者さん，ご家族のことを考えると，もっとしっかりしたことを伝えたい気持ちが湧いてくるのですが，一つの区切りをつける意味でこの本を送り出します．

　病棟では，この本では触れなかった医師やMSW，薬剤師や栄養士など多くの職種の働きも重要ですので，この本に紹介したシーンは回復期リハ病棟の現場のごく一部を切り取ってお伝えしたに過ぎないことをご容赦ください．そして，「22のコツ」と言えるほど要領を押さえることはできませんでしたが，「コツ」には「経験から自分で会得した効果的なやり方や留意点」という意味があるので，不十分な点は私たちの経験不足ということでお許しいただければと思っています．

　『地域リハビリテーション』誌への連載終了から3年もかかってしまいました．連載企画のご相談をさせていただいてからは5年が過ぎようとしています．あたたかく長い目で見守ってくださった三輪書店の青山　智社長，5年もの間私たちを励ましながら伴走していただき，丁寧な編集と校正をしていただいた山中恭子さんに，心よりお礼を申し上げます．そしてたくさんの気づきと臨床で働き続ける元気を与えてくださった多くの患者・家族の皆様には，「ありがとうございました」とお伝えしたい気持ちでいっぱいです．最後に，一緒に現場で悩みながら汗をかいて仕事をしてくれた私たちの仲間にもありがとう．

　2012年1月

谷川正浩

著者略歴

谷川正浩（たにかわ　まさひろ）

NTT 東日本伊豆病院　医療技術主任，認定作業療法士。
1986 年熊本リハビリテーション学院卒業。熊本県内の精神科病院に 2 年間勤務後，1988 年慶應義塾大学月が瀬リハビリテーションセンターに入職。2000 年より現職。1999 年放送大学教養学部卒業。1995 年（社）静岡県作業療法士会理事，2007 年より同会長。
著書『覗いてみたい！？先輩 OT の頭の中〜ぼくが臨床で大切にしていること』（三輪書店，2006）など。

一宮禎美（いちのみや　よしみ）

NTT 東日本伊豆病院　回復期リハビリテーション病棟看護長，看護師。
1991 年関東逓信病院附属高等看護学院卒業。同年より NTT 東日本伊豆病院勤務。
2009 年全国回復期リハビリテーション連絡協議会「回復期リハビリテーション看護師」認定取得。2010 年日本看護協会認定看護師教育課程「脳卒中リハビリテーション看護認定看護師」取得。

リハと看護の協働―22のコツ

発　　行	2012年2月5日　第1版第1刷Ⓒ
著　　者	谷川正浩，一宮禎美
発行者	青山　智
発行所	株式会社 三輪書店
	〒113-0033　東京都文京区本郷6-17-9　本郷綱ビル
	☎03-3816-7796　FAX03-3816-7756
	http://www.miwapubl.com
装丁・本文デザイン	臼井弘志
イラスト	田中佐知子
印刷所	三報社印刷 株式会社

本書の内容の無断複写・複製・転載は、著作権・出版権の侵害となりますのでご注意ください。
ISBN978-4-89590-397-4 C3047

JCOPY 〈(社)出版者著作権管理機構 委託出版物〉
本書の無断複写は著作権法上での例外を除き禁じられています。複写される場合は、そのつど事前に、(社)出版者著作権管理機構（電話 03-3513-6969,FAX 03-3513-6979、e-mail:info@jcopy.or.jp）の許諾を得てください。

■より良いOTサービスとは？ きっとヒントが見つかります！

覗いてみたい!?
先輩OTの頭の中
ぼくが臨床で大切にしていること

谷川 正浩 （NTT東日本伊豆病院）

「座っている片麻痺の患者さんを、立ち上がらせて安定した立位を保持してもらう」これだけのことでも、その動作を介助・誘導する人が変わると、同じ患者さんでもまったく異なる結果になることがあります。一人の患者さんを目の前にしたとき、どのようなことをみて、そこで何を感じ、得られた情報にどのように対応しながら作業療法を展開すればよいのでしょうか。

2005年「作業療法ジャーナル」に連載された谷川正浩氏の人気コラムに、新たな臨床場面とクリニカル・リーズニングの解説を加え、一冊の本にまとめました。OTの専門性や他職種との連携の悩みに、ベテランOTが答えます！

●定価2,520円（本体2,400円+税5%）　A5　頁150　2006年　ISBN 978-4-89590-254-0

■「作業療法ジャーナル」の人気コラム「覗いてみたい!? 先輩OTの頭の中」が一冊に！

覗いてみたい!?
先輩OTの頭の中
精神科OTの醍醐味！

苅山 和生（佛教大学 保健医療技術学部作業療法学科）

20年にわたり精神科作業療法の臨床に携わってきた著者が、その「頭の中」を開陳する。対象者や後輩への日常的な声かけや挨拶、申し送り……、そんな何気ない言葉や動作一つひとつに、どんな意味が込められているのか!?　連載時に紹介した12のシーンをもとに、後日談や類似したケース等、24のサイドストーリーをプラス。盛りだくさんのエピソードや数々の「苅山語録」を通じて、精神科作業療法の醍醐味を描き出す。自然体かつ細やかなその臨床、そして誰よりも対象者に寄り添おうとするその姿勢は、あなたの作業療法を必ずや深めてくれることだろう。

●定価2,520円（本体2,400円+税5%）　A5　頁140　2010年　ISBN 978-4-89590-358-5

お求めの三輪書店の出版物が小売書店にない場合は、その書店にご注文ください。お急ぎの場合は直接小社まで。

〒113-0033
東京都文京区本郷6-17-9 本郷綱ビル

三輪書店

編集 03-3816-7796　FAX 03-3816-7756
販売 03-6801-8357　FAX 03-3816-8762
ホームページ：http://www.miwapubl.com